양유걸 상용 수혈의 주치와 응용

이선구 · 김성균 지음

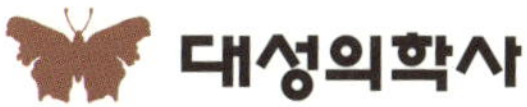

서문

이 책은 대만의 楊維傑 先生의 著作들 중에서 많이 사용되는 腧穴의 주치와 다양한 운용을 취합하여 편집한 것이다.

經穴學이나 鍼灸學을 공부하거나, 임상에서 특정질병에 대해 효과적인 腧穴의 특징을 정리할 때, 腧穴의 응용방법이 잘 정리된 비망록 형태의 서적이 있으면 좋겠다는 생각을 했다. 이 책은 이러한 목적을 위하여 출간하였다.

초안은 대성의학사의 출판부에서 제공한 楊維傑 先生의 여러 著作에서 주요 腧穴의 내용을 모아둔 형태였다. 우리는 이 책이 추구하는 목적에 맞게 목차를 설정하고, 초안의 내용을 옮겼다. 이 과정에서 楊維傑 先生 저서의 원문이나 국내 번역문을 참조하였다. 중복되는 내용이나 여러 책에서 옮겨오면서 생긴 불분명한 내용은 삭제하면서 재정리하였다. 또한 증상명이나 질병명이 의미하는 내용이 비슷하지만, 다양하게 표현되는 증상과 질병을 소개한다는 취지하에 그대로 옮겨 놓은 부분도 있다. 穴名解說, 鍼感, 異名, 穴位와 取穴은 楊維傑 先生의 저서에 없는 내용들도 있어 여러 서적을 참고하여 보충하였다. 더불어 대성의학사에서 제작한 경혈도를 각 腧穴과 함께 배열함으로써 取穴시 이해를 돕도록 하였다.

편집자 스스로 '아직도 배울 것이 많은 학생'이라는 생각으로 한의학을 공부하고 있다. 그렇기 때문에 이 책의 발간은 나를 부끄럽게 한다. 아직도 부족한 부분이 많기 때문에 이후에도 계속 보완할 예정에 있다.

끝으로 이 책 출판에 많은 격려와 도움을 주신 대성의학사 권오현 사장님께 감사의 말씀을 드리며, 독자들의 많은 叱正을 바란다.

2014년 3월

이선구, 김성균

차례

尺澤(手太陰肺經 合水穴)

異名 : 鬼受, 鬼堂.

◎ 穴名解說

肺는 五臟의 氣를 저장하는 곳이고(藏氣之臟), 주역의 "山澤通氣"의 의미가 상통한다. 이 穴은 尺中에 있는데, 尺은 寸口로부터 이 穴까지의 거리를 尺이라고 한데서 따온 것이고, 이 穴이 팔목의 우묵한 곳에 있어 마치 못(澤)과 같기 때문에 尺澤이라고 한다.

◎ 穴位와 取穴

팔꿈치주름의 바깥쪽을 만지면 위팔두갈래힘줄이 있는데, 이 위팔두갈래힘줄 바깥쪽의 오목하게 패인 부위에 있다. 팔을 쭉 펴고 손바닥을 위로 하여 아래팔을 약간 들어 팔꿈치가 구부러지게 한 자세에서 팔꿈치주름의 바깥쪽에서 穴자리를 찾는다. 팔꿈치를 약간 굽혔을 때 위팔두갈래힘줄 바깥쪽으로 큰 정맥 한 쌍이 지나가고 이 정맥의 바깥쪽으로 움푹 꺼지는 곳에서 取穴한다.

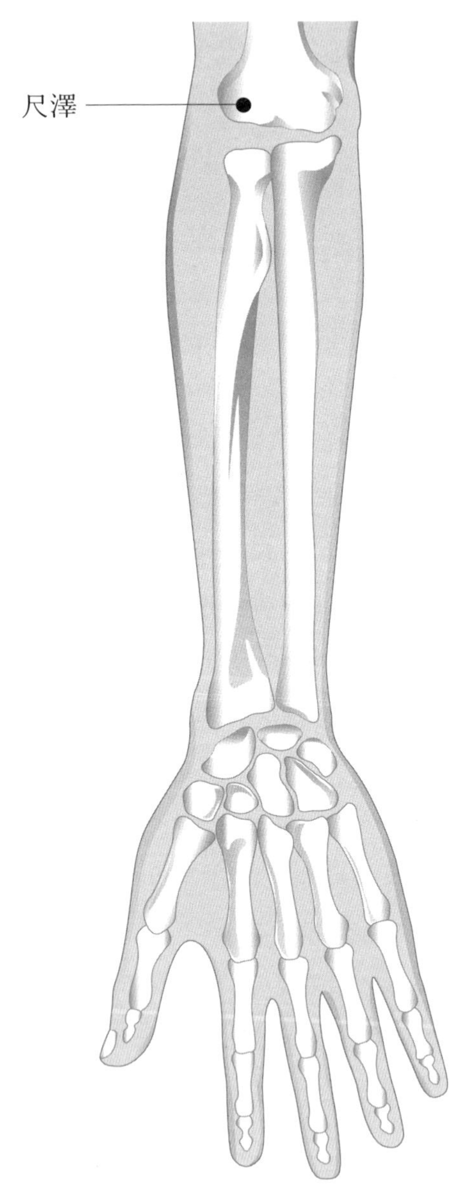
尺澤

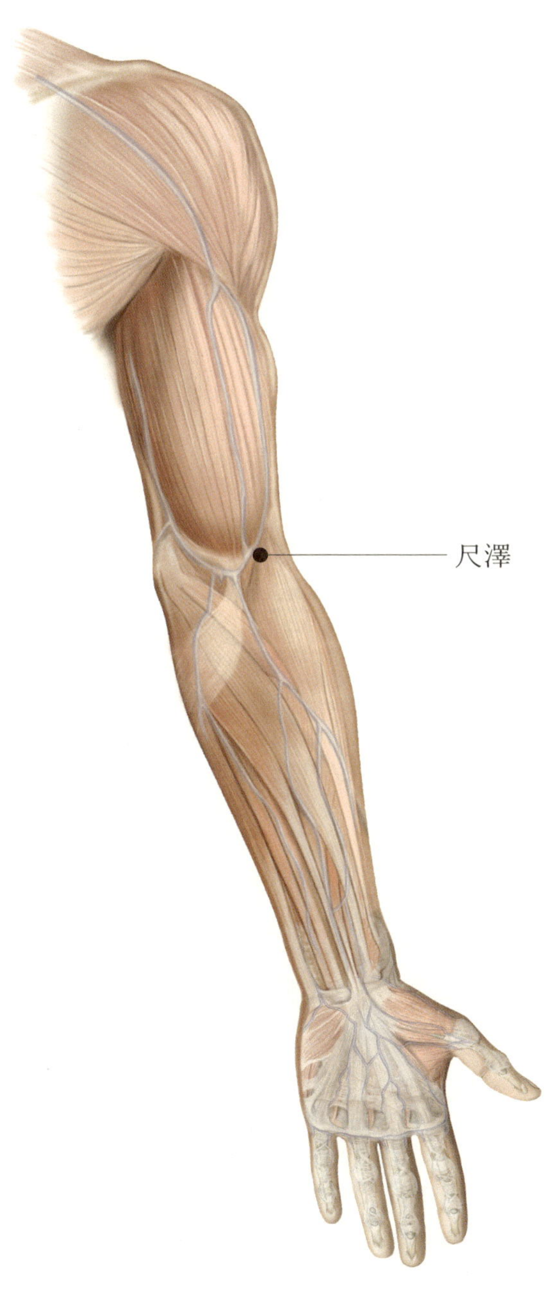
尺澤

鍼灸操作

- 刺鍼方向 : 直刺, 손바닥면쪽에서 손등쪽면을 향해 刺入.
- 刺鍼깊이 : 3~5分.
- 뜸 : 溫灸 5분 정도.

鍼感

국소의 酸脹感. 때로는 아래팔을 따라서 痲電感이 뻗치기도 한다.

穴性

泄肺火, 降逆氣, 淸上焦之熱.

主治와 應用

- 尺澤은 肺經의 合水穴로서 肺經의 子穴이며, 肺(金)主肅降, 腎(水)主受納에 해당한다. 또한, 『難經』의 "合治逆氣而泄"의 원리에 따라 임상에서 氣喘(喘咳) 증상을 다스리는 데 有效하다. 喘息氣粗, 胸滿, 仰息, 乾嘔, 胸脅肩背痛 등과 같은 肺經 實證에서 "實卽瀉其子"의 원리에 따라 이 穴을 瀉한다.
- 尺澤은 刺血의 要穴이다.
- 肺熱을 瀉하므로 咽喉炎 및 扁桃腺炎의 特效穴이다.
- 五行관계로 볼 때 肺實하면 金克木하므로 肝木이 克을 받아 筋攣救急할 때 이 穴을 瀉하면 舒筋活絡할 수 있다. 팔꿈치 부근이나 다리근육의 긴장에도 일정한 효과가 있다. 尺澤은 大

筋 옆에 있는데, 筋 속으로 刺入하거나 筋에 붙여서 찌르면, 筋病에 효과가 있고 肢體의 拘攣, 弛緩, 强直 등에 모두 좋은 효과가 있다.

- 肝經의 支脈은 횡격막을 지나 肺로 지나므로 半身不隨와 驚風에 사용할 수 있다.
- 『甲乙經』, 『肘後歌』, 『玉龍歌』와 같은 문헌들에서는 尺澤이 手臂拘攣急痛, 肘臂疼痛, 手臂不能上擧 등을 치료한다고 기재하고 있는데, 刺鍼할 때 瀉法을 사용하면 효과가 더욱 좋다.
- 尺澤을 點子出血하면 胸悶, 胸痛, 心臟病 및 肩臂痛, 肩臂不擧에도 큰 효과를 볼 수 있으며 上焦血鬱과 淸熱의 방면에도 상당한 효과가 있다.
- 金水同源이므로 腎水穴과 동일한 오행 속성을 가져 尿意頻數을 치료할 수 있으며 復溜와 배합하면 뚜렷한 효과가 있다.
- 中風, 咯血, 藿亂에는 우선 十宣穴을 防血하고, 尺澤과 委中에 點子出血하고, 腎觀穴에 隔鹽灸를 하면 有效하다.
- 曲池, 合谷을 배합하여 風痹, 肘臂痛不擧를 치료한다.
- 咳嗽의 新生病이나 久病을 막론하고 水金穴과 水通穴을 먼저 刺針한다. 그리고 一日四時分刺法에 따라 아침에는 肺經滎穴인 魚際, 정오에는 肺經兪穴인 太淵, 해질무렵에는 肺經合穴인 尺澤, 한밤중에는 肺經井穴인 少商을 운용한다. 일반적으로 새로 생긴 咳嗽症의 경우 1~2차의 치료로 완전히 낫는다. 만성인 경우도 수차례의 치료로 병세가 감소한다.
- 氣喘에는 尺澤이 특효인데, 尺澤과 委中을 點子出血한 후 水金穴 혹 水通穴을 刺針하면 병세가 빨리 호전된다. 양유걸 선

생은 상기 치료법을 운용하여 증세의 개선을 확인하였다.

- 咳嗽(양측), 五十肩(瀉鍼, 환측), 半身不遂(건측), 테니스엘보(환측), 모든 관절의 屈伸 攣急(양측), 尿意頻數이나 癃閉(양측), 上腹疼痛(양측), 鼻衄(양측), 牙痛, 痿症, 蕁痲疹 등에 刺鍼한다.
- 急性嘔吐, 胸悶·胸痛, 手腕痛, 急性扁桃腺炎 등에 三稜鍼으로 刺血하면 더욱 효과가 있다.
- 振寒瘈瘲, 肘臂攣痛, 손을 못 펼 때, 喉痺, 身痛煩心, 胸脅脹滿, 小兒驚風, 吐血, 遺尿, 胞中有疝瘕積聚, 與陰相引而痛, 舌乾, 四肢暴腫, 臂寒短氣, 氣隔善嘔, 心痛, 肺炎, 肺結核, 氣管支炎, 胸膜炎, 鼻衄, 肘關節炎, 膝痛(무릎 屈伸不能), 狂躁型 精神病, 高血壓에도 사용한다.

孔最(手太陰肺經 郄穴)

異名 : 없음.

◎ 穴名解說

孔은 "通", "甚", "間隙"의 의미가 있고, 最는 取의 의미가 있으며, 이 穴이 막힌 것을 뚫고 구멍을 통하게 하는 능력이 있어 孔最라고 한다.

◎ 穴位와 取穴

尺澤 아래 3寸 되는 위치에 있다. 아래팔 손바닥쪽의 尺澤부터 太淵에 이르는 가상의 선을 12寸으로 나누어 손목주름 위 7寸부위에서 강하게 눌러 엄지손가락 쪽으로 감응이 오는 위치에서 取穴한다.

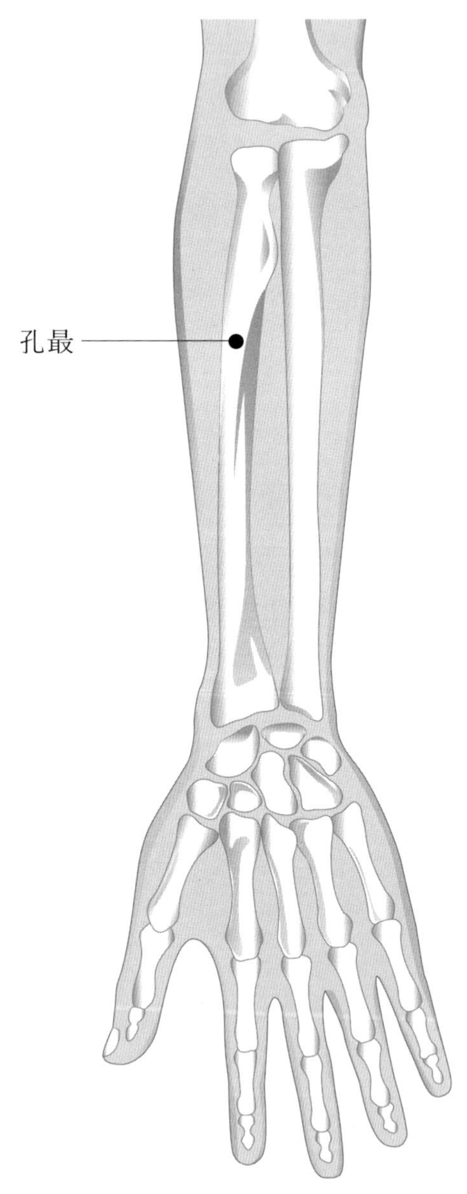
孔最

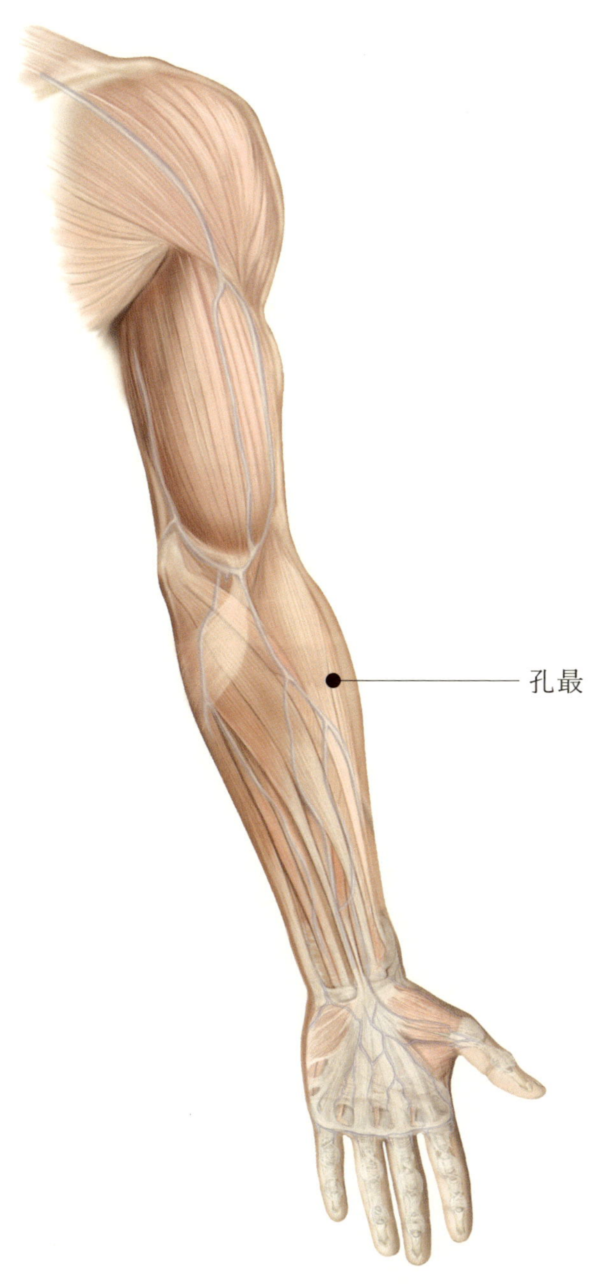
孔最

鍼灸操作

- 刺鍼方向 : 손바닥쪽에서 손등 쪽을 향해서 直刺.
- 刺鍼깊이 : 3~7分.
- 뜸 : 3~5壯. 溫灸 5~15 분 정도.

鍼感

국소적인 酸脹感이 아래팔로 확산.

穴性

潤肺止血, 淸熱解表.

主治와 應用

- 孔最는 肺經의 郄穴인데, 郄穴은 체내 氣血이 깊이 모이는 곳이고 止血, 止痛 작용이 있어 일반적으로 臟腑의 急性病症에 많이 쓰인다.
- 表裏를 통하여 痔疾과 痔出血을 치료한다(委中에 放血한 뒤 功最, 承山과 배합하면 특히 좋다).
- 肺炎, 扁桃腺炎, 咽喉炎과 같은 肺臟의 急性病을 치료한다.
- 命門과 배합하여 尿血을 치료한다.
- 肺兪, 大椎와 배합하여 發熱, 咳嗽, 胸痛을 치료한다.
- 일반적으로 痔瘡을 치료함에 있어 功最, 長强, 承山 등의 穴을 다용하는데, 董師가 치료하실 때에는 단지 委中에 點子出血하면 환자가 위팔에 서늘한 느낌을 가지게 되면서 갑자기 증

상이 수월해지는 경우가 많았다. 瀉血을 수차례 시키면 병을 치료할 수 있다.

- 厥頭痛, 汗不出, 喀血, 失音, 咽痛, 咳逆, 肘臂痛 屈伸難, 胃潰瘍에도 사용한다.

列缺(手太陰肺經 絡穴, 四總穴, 八脈交會穴)

異名 : 龍玄, 腕勞.

◎ 穴名解說

雷電의 神을 列缺이라고 하였다. 이 穴에 刺鍼을 하면 맑고 시원하게 하는 효능이 있는데, 번개가 치고 탁한 흙비가 내린 후 하늘이 맑아지는 것과 같은 이치이다.

◎ 穴位와 取穴

팔목에서 1寸 5分 떨어진 곳으로, 양손을 교차하여 검지 끝에 닿는 뼈와 근육 사이의 움푹한 곳에서 取穴한다.

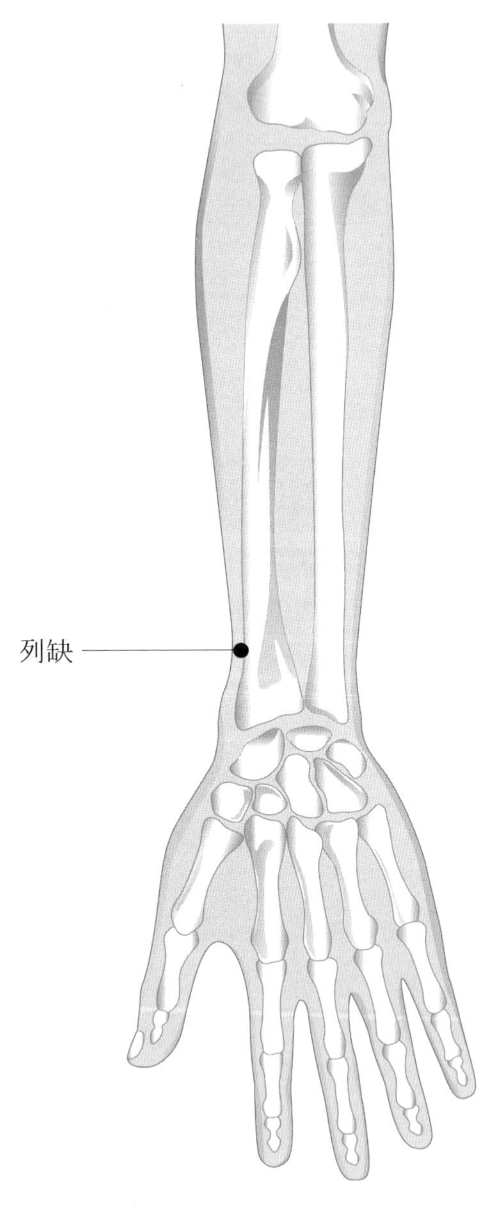
列缺

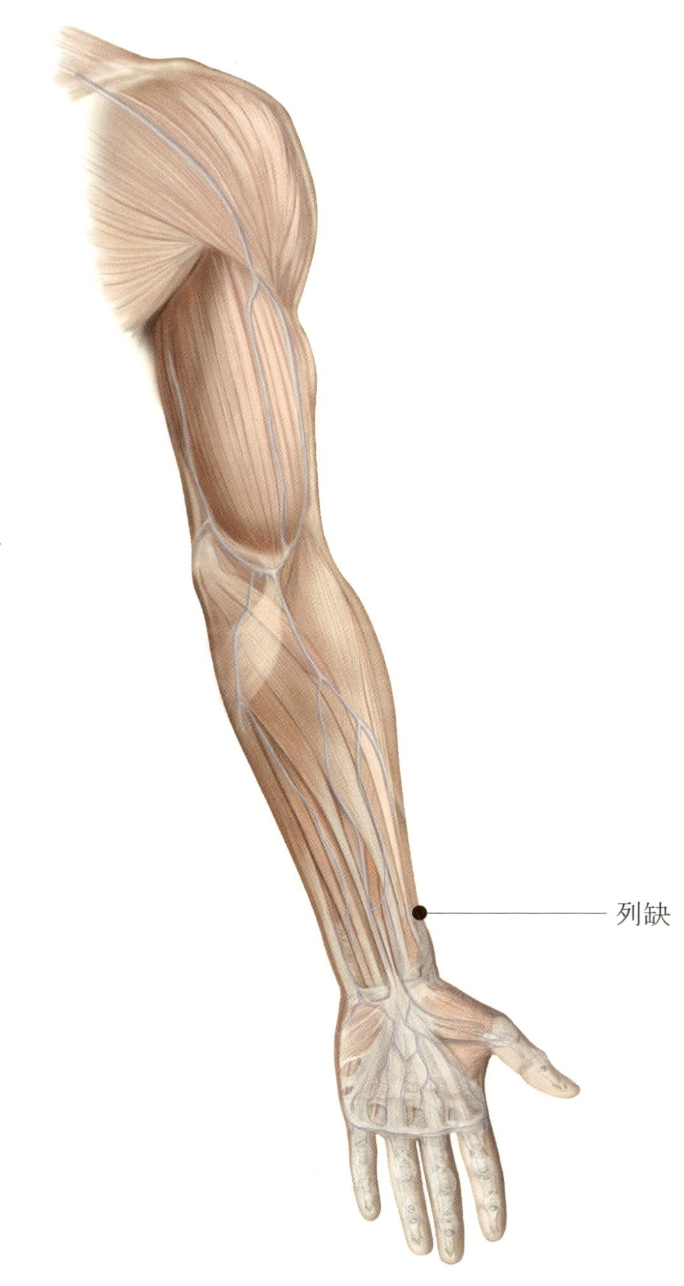
列缺

鍼灸操作

- 刺鍼方向 : 針尖을 팔꿈치로 향해서 斜刺.
- 刺鍼깊이 : 2~4分.
- 뜸 : 3~5壯. 溫灸 5~15분 정도.

鍼感

국소의 酸脹感.

穴性

宣肺去風, 疏經通絡.

主治와 應用

- 列缺은 肺經의 絡穴이며, 四總穴의 하나이다.
- 八脈交會穴로 任脈으로 通하고 腎經의 照海와 交會하는데, 照海는 또한 陰蹻脈과 통한다. 4개 經脈은 咽喉와 胸膈 사이에서 만나 咽喉痛, 咳嗽, 寒痰, 頭痛, 대흉근압통을 치료할 수 있고, 照海와 交會하므로 陰中痛, 溺血, 遺精을 치료한다.
- 絡穴로 表裏治法에 근거하여 太陽經의 病變을 다스리고, 五臟相通의 "肺與膀胱通"과 "上竅不利, 下竅不通"의 원리에 따라 小便緊澁을 치료할 수 있다. 또한 임상에서 흉부 타박상으로 인한 瘀血을 치료함에 列缺에 소량 點子出血시키면 치유할 수 있다.
- 頭項의 각 질환을 치료하며, 頭痛(前頭痛, 偏正頭痛)에는 일반

적으로 列缺에서 太淵의 아랫방향으로 透刺하여 刺鍼한다.

- 각종 熱病에 대하여 熱을 내리는 작용을 한다.
- 足三里와 배합하여 천식을 치료한다(『雜病穴法歌』).
- 太淵과 배합하여 偏頭痛, 正頭痛, 咳嗽風痰, 乳病을 치료한다(『見後述歌訣』).
- 後谿와 배합하여 正頭痛 치료한다.
- 偏歷, 陽谿와 배합하여 손목의 협착성 건초염을 치료한다.
- 임상진단에서 絡穴은 證의 虛實을 가리는 데 도움을 주는데, 列缺의 융기상태로 虛實을 판단한다. 脈氣가 虛하면 이 穴이 가라앉는 현상이 생기는데 虛則補, 實卽瀉하면 현저한 효과를 볼 수 있다.
- 落枕, 急性乳腺炎, 小兒遺尿, 頭風咳逆, 咽腫, 口噤, 半身不隨, 小便濡數, 熱病先瘈瘲, 唇口聚, 鼻瘡, 目下汗出如珠, 手肘痛, 小兒驚癎, 臥不安, 偏身風, 喉痺, 掌中熱, 四肢逆厥, 口沫出, 齒痛, 善笑溺白, 脇下滿悸, 鼻衄, 小便難(癃閉), 寒痰을 동반한 기침, 咳痛, 小便難澁, 三叉神經痛, 流行性感冒, 氣管支炎에도 사용한다.

魚際(手太陰肺經 滎火穴)

異名 : 鬼心.

穴名解說

際는 赤白肉際를 말한다. 魚際는 엄지손가락 뒤에 있는데, 잔금이 물고기 비늘처럼 얽혀 있다. 손바닥의 물고기처럼 생긴 부위의 赤白肉際에 있는 것을 따서 魚際라고 한다.

穴位와 取穴

엄지손가락 본절 뒤 안쪽으로 혈관이 흩어져있는 곳으로 赤白肉際에서 取穴한다.

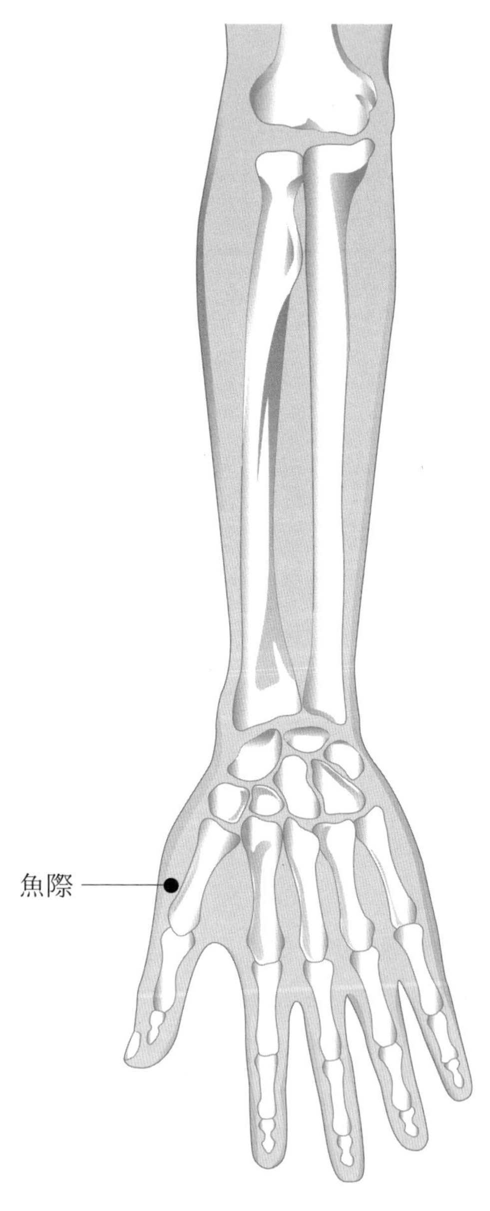
魚際

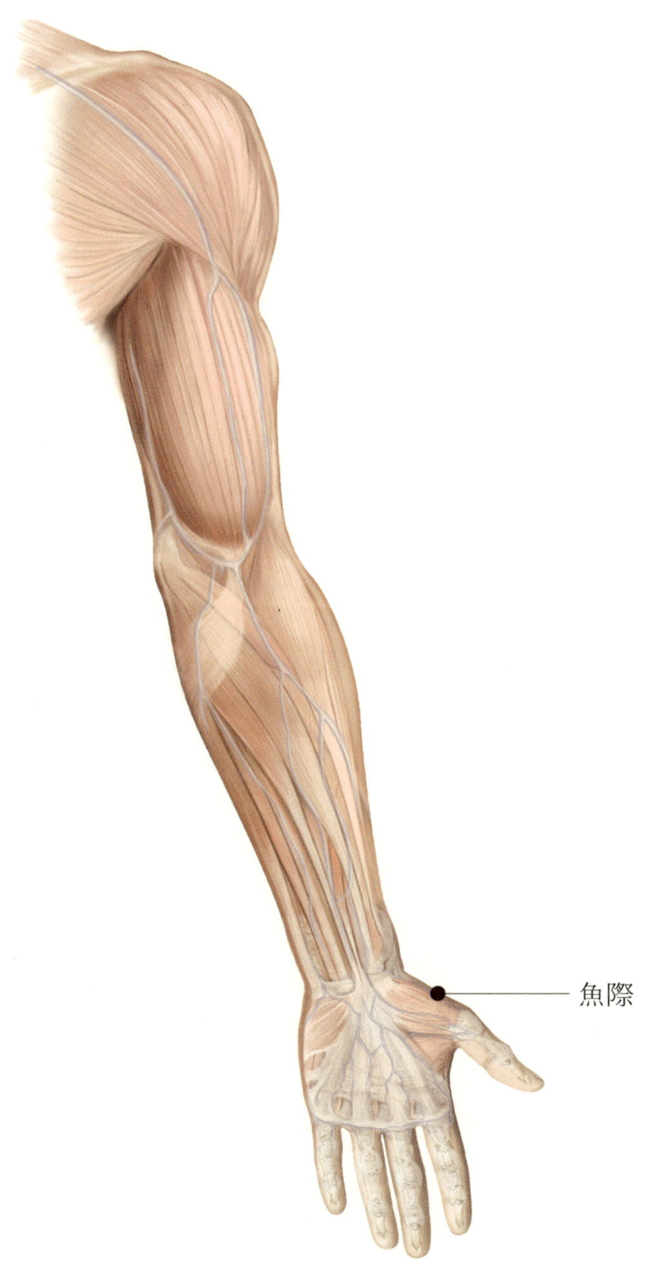
魚際

鍼灸操作

- 刺鍼方向 : 침끝이 손바닥 안쪽을 향하게 하여 斜刺.
- 刺鍼깊이 : 3~5分.
- 뜸 : 3壯. 溫灸 1~3분 정도. (魚際는 肺滎火穴이고, 肺는 金臟이어서 火克金하므로 이 穴은 보통 뜸을 뜨지 않는다.)

鍼感

국소의 酸脹感.

穴性

疏肺和胃, 利咽喉, 清血熱.

主治

- 魚際는 肺經의 滎火穴로써 "滎兪主外經"하므로 肺陰과 肺陽을 조절하여, 肺炎, 肺寒, 喘咳, 感冒, 咽喉痛에 효과가 있다.
- 定喘의 일차 선택혈이다(氣喘에 특효).
- 奇穴의 "土水穴"이 바로 魚際이며, 肺를 치료할 뿐만 아니라 脾腎도 치료하여, 理氣 및 健脾 작용도 아주 강하다.
- 咽喉痛, 急性扁桃腺炎에 液門과 배합한다. 임상경험에 의하면 치료 시 양손의 4개 穴을 모두 쓸 필요는 없고, 만약 왼손의 魚際를 자침했다면 오른손에는 液門을 刺針한다. 오른손에 魚際를 刺針했다면 왼손에 液門을 刺針한다. 捻轉 시에는 양손을 모두 捻轉하며 침을 삼키게 하여 양 손의 기운을 끌어당기

면 咽喉痛을 치료한다.

- 『難經』에 "滎主身熱"이라 하였으므로 魚際를 瀉하면 風이 肺를 침습하여 생긴 熱을 끄는 작용을 하게 된다.
- 神門, 曲泉과 배합하여 肺出血을 치료한다.
- 肺兪와 배합하여 小兒咳嗽를 치료한다.
- 承山, 崑崙과 배합하여 轉筋, 目眩을 치료한다.
- 委中과 배합하여 胸背痛痺를 치료한다.
- 足臨泣, 足三里와 배합하여 乳腺炎을 치료한다.
- 『靈樞·經脈』에 이르기를, "魚際부위가 푸른 것은 胃가 차다는 것이고, 붉다는 것은 胃에 熱이 있다"고 하였다. 임상에서 관찰해보면, 변비가 있는 사람은 늘 魚際부위가 發赤되어 있고, 대변이 무른 자는 魚際부위가 암청색은 띈다. 설사가 심한 장염환자의 경우에는 魚際부위에 青筋이 많이 보이니, 魚際부위를 잘 관찰하면 진단하는 데 상당한 도움이 된다.
- 魚際는 胃寒과 胃熱의 진단에 도움이 되며, 胃炎 및 慢性胃腸病, 대변이 무른 환자의 치료에도 효과가 있다. 이는 肺經이 中焦에서 起始하고(中脘 부근) 아래로 내려와 大腸에 絡하는 연유이며, 이 穴은 胃中의 濕熱을 없애 濕土가 腎水를 克하지 못하게 한다.
- 大便不正常(양측), 手掌痛(건측), 自汗(양측), 腱鞘炎, 氣管支炎, 急性扁桃腺炎, 上肢及肩痛, 기침으로 인한 尻痛, 疝氣肋腰痛, 胃痛, 小兒疳疾, 喉痺, 吐血, 眩暈, 頭痛, 心脾痛, 精神失常, 胸背痛, 惡寒, 發熱, 복통으로 음식을 못 먹을 때, 肘攣支滿, 身熱汗不出, 狂易, 舌上黃, 痓, 上氣, 熱病振栗鼓

頷, 腹滿陰痿, 妬乳, 目泣出, 瘧疾, 煩心少氣, 癨亂, 폐결핵에도 사용한다.

少商(肺經의 井穴, 十三鬼穴)

異名 : 鬼信, 手鬼哭, 手鬼眼.

◎ 穴名解說

肺의 音은 商이고, 商과 아울러 少라고 말한 것은 이 穴이 經氣가 始生하는 곳이자 肺經의 根이기 때문에 少商이라고 한다.

◎ 穴位와 取穴

엄지손가락을 펴고, 엄지손가락 내측 손톱뿌리각에서 1分정도 떨어진 곳에서 取穴한다.

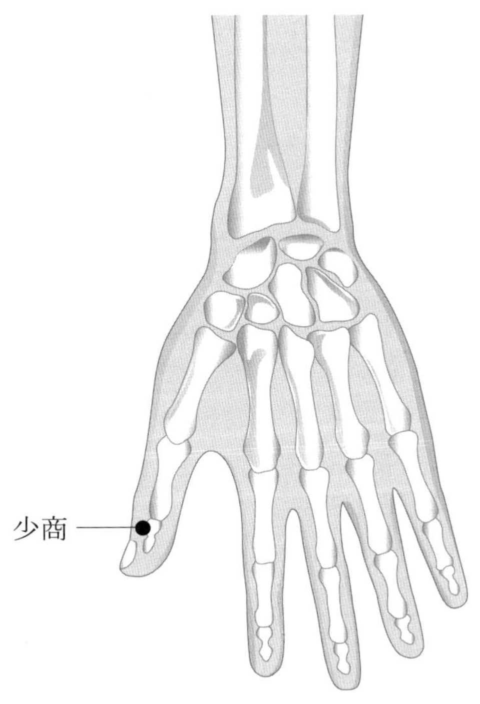
少商

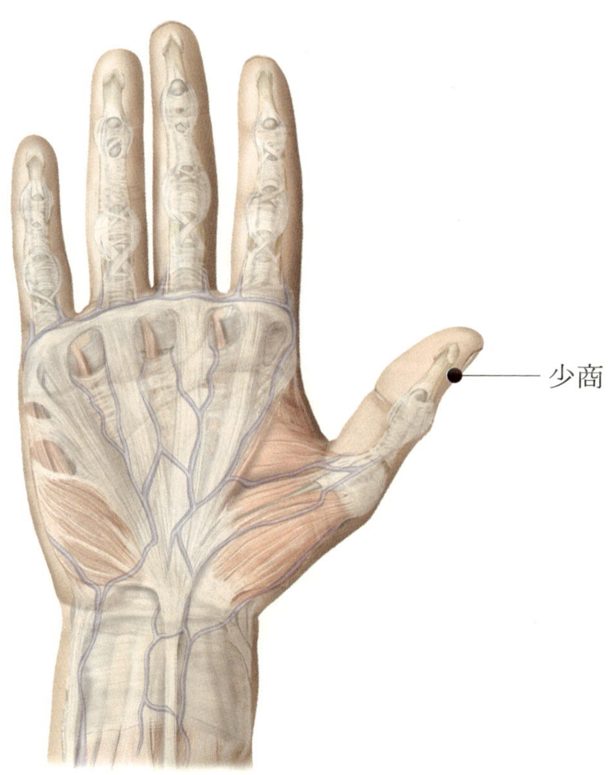
少商

鍼灸操作

- 刺鍼方向 : 침끝을 약간 위로 하여 斜刺.
- 刺鍼깊이 : 자침은 1分. 중풍환자나 인후통의 경우 三稜鍼으로 出血.

鍼感

국소의 疼痛.

穴性

通經氣, 蘇厥逆, 淸肺逆, 利咽喉, 疏泄十二經氣火之沖逆.

主治와 應用

- 井穴은 神志突變의 急한 증상이나 염증성질환 초기의 극렬한 통증, 臟腑의 機能失調 등에 일정한 치료효과를 나타낼 수 있다. 三稜鍼으로 少商을 點子出血시키면 腸熱을 瀉하고, 經脈중의 氣血凝滯를 소통시킬 수 있으며 開鬱通竅하여 中風, 熱厥, 喉腫, 狂疾(정신분열증)에 특효가 있다.
- 少商은 咽喉科의 主要穴로 瀉肺淸熱하는 작용이 있어 商陽, 小衝, 關衝, 中衝과 함께 點子出血하면 효과가 더욱 뚜렷하다(扁桃腺炎은 健側에 刺鍼한다).
- 少商은 小兒慢性腸炎과 乳蛾(白喉)에 효과가 있다(點子出血).
- 痄腮(流行性耳下腺炎)에 少商을 點子出血하면 열을 내리고 부기를 내릴 수 있다.

- 中風, 昏厥, 心臟痲痺 등의 急性發作者의 구급혈로 사용한다.
- 咽喉腫痛, 扁桃腺炎, 鼻衄, 완고한 呃逆, 解熱, 히스테리성 失音, 고혈압, 中風 후의 上肢痲木에 사용한다.
- 中風, 熱厥, 狂疾, 小兒 慢性腸炎, 扁桃腺炎, 流行性耳下腺炎, 大頭瘟, 昏厥, 鼻衄에는 三稜鍼으로 點刺하는 것을 위주로 한다.
- 小兒食滯吐瀉에 四縫穴과 배합하면 효과가 좋다(『鍼灸精粹』).
- 大敦과 배합하여 狂症을 치료한다.
- 人中, 湧泉, 印堂과 배합하여 小兒驚風을 치료한다.
- 人中, 足三里와 배합하면 暈厥, 昏迷, shock을 치료한다.
- 商陽과 배합하여 百日咳를 치료한다.
- 合谷과 배합하여 急性扁桃腺炎을 치료한다.
- 牙關緊閉, 煩心, 心下滿, 汗出而惡寒, 咳逆, 痎瘧, 眞寒腹滿, 唾沫脣乾, 手指攣急, 肺脹上氣, 耳中生風, 嘔吐飮食不下, 項重喉痺, 重舌, 男子痃癖, 齒痛, 腦貧血, 肺炎에도 사용한다.

商陽(手陽明大腸經 井金穴)

異名 : 絶陽, 別陽.

◎ 穴名解說

商은 金音이며 大腸은 金에 속하고, 大腸이 陽腑이므로 商陽이라고 한다.

◎ 穴位와 取穴

두 번째 손가락 안쪽의 손톱뿌리각에서 1分정도 떨어진 곳의 赤白肉際에서 取穴한다.

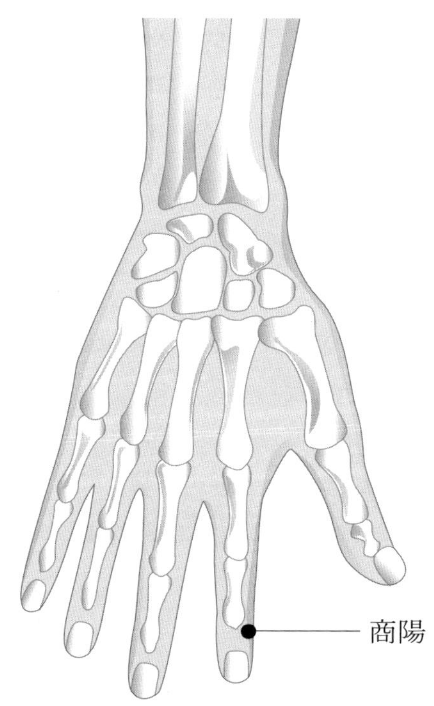
商陽

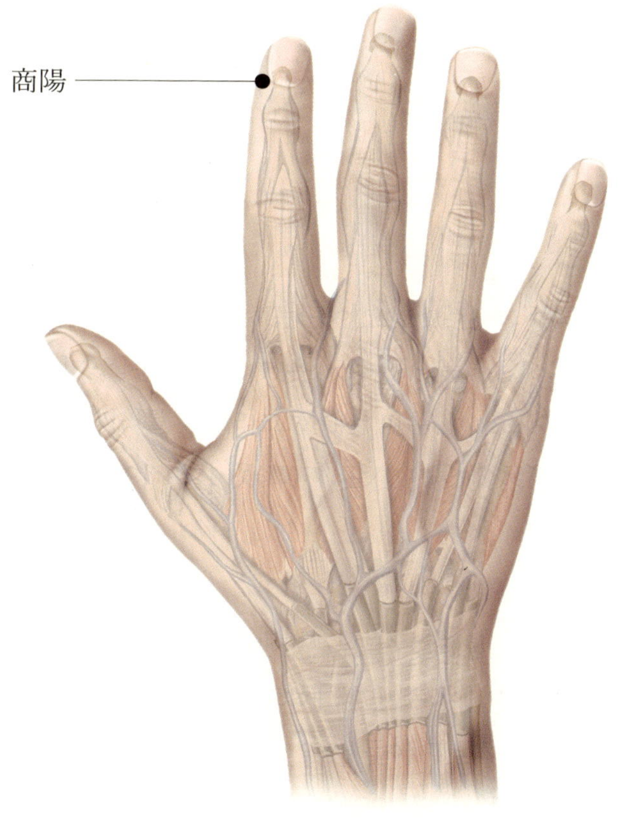
商陽

鍼灸操作

- 刺鍼方向 : 침끝을 약간 위쪽으로 향하게 하여 斜刺.
- 刺鍼깊이 : 1分, 少商과 같은 출혈법.
- 뜸 : 1~3壯. 溫灸 5분 정도.

鍼感

국소 疼痛.

穴性

解表退熱, 淸肺利咽, 疏泄陽明邪熱, 並能開竅醒神.

主治와 應用

- 商陽은 大腸經의 井穴로 "病在臟者, 取之井"의 원리에 따라 이 穴을 刺針하거나 三稜鍼으로 點子出血시키면 臟熱을 瀉하고 經脈 중의 氣血凝滯를 소통시킬 수 있으며, 開鬱通竅하는 효능이 있으므로 中風, 昏闕, 喉腫, 喉痺, 頷腫 등의 질환에 특효가 있다.
- 壯熱, 腦充血, 頷腫, 喉蛾, 卒中風, 昏厥, 結腸炎에는 三稜鍼으로 點刺하는 것을 위주로 한다.
- 이 穴을 點子出血시키면 頭面熱病에 높은 효과가 있다.
- 이 穴은 淸肺熱하는 효과가 있으므로 外感寒邪의 증상에 사용한다.
- 이 穴과 함께 少商을 點子出血하고 合谷을 刺針하면 咽喉病

치료의 主穴이 된다.

- 食滯吐瀉하는 소아환자에게 이 穴과 四縫穴을 배합하여 치료한다.
- 內關, 人中, 百會와 배합하여 中風昏迷, Shock을 치료한다.
- 熱病汗不出, 靑盲, 耳聾, 耳鳴, 牙痛, 喉痺不能言, 頷腫, 肩背痛引缺盆, 指痲木, 寒熱痎瘧, 胸中氣滿, 咳嗽支腫, 口腔炎, 救急, 解熱, 呃逆, 泄瀉, 便秘에도 사용한다.

三間(手陽明大腸經 兪木穴)

異名 : 少谷, 小谷.

穴名解說

三間은 大腸兪穴이다. 木에 속하며 手陽明脈이 흘러가는 곳이다. 둘째 손허리손가락관절 뒤의 움푹 파인 곳에 있는데, 大腸經의 세 번째 穴이므로 三間이라고 한다.

穴位

둘째 손허리손가락관절 뒤 안쪽의 오목한 곳으로, 주먹을 쥐고 取穴한다.

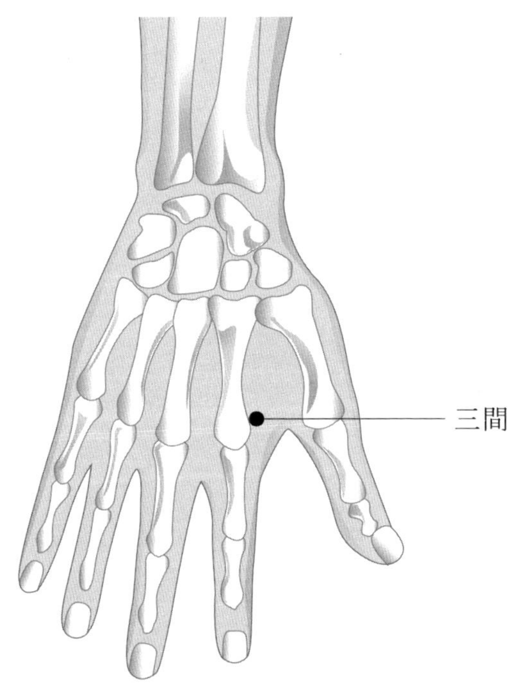
三間

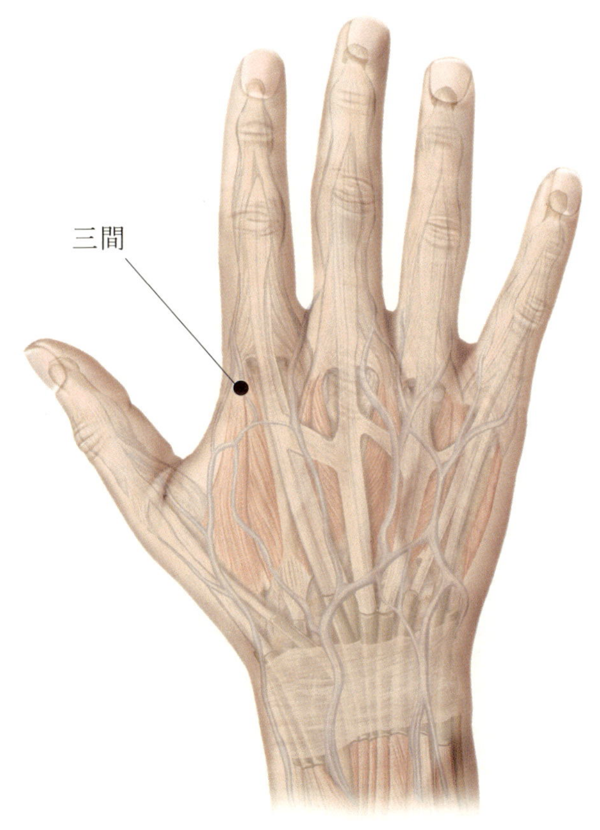
三間

鍼灸操作

- 刺鍼方向 : 노뻐 쪽에서 자뻐 쪽으로 直刺.
- 刺鍼깊이 : 3分.
- 뜸 : 3壯. 溫灸 5~10분 정도.

穴性

泄邪熱, 利咽喉, 調腑氣.

主治와 應用

- 三間과 合谷을 배합하면 눈병을 치료할 수 있다. 2穴은 모두 大腸經에 속하는데, 『百證賦』에 "目中漠漠卽尋攢竹, 三間"이라 하였고, 『眼科捷徑載』에서는 "三間治目疾, 目乾等病"이라 하였다. "合谷"은 각가의 醫者들이 모두 얼굴의 모든 질환을 치료한다고 인정하였다. 또한 肺와 大腸은 서로 表裏를 이루는데 2經의 功能이 失調되면 昇降失司, 淸氣不能上昇, 濁氣不能下降하게 되어 目視模糊한다. 肺와 大腸은 金에 속하는데, 金氣가 왕성해지면 腎水가 스스로 생겨나고, 瞳神은 腎에 속하니 腎水가 충분하면 물건이 뚜렷이 보이게 된다. 안면부의 經脈은 胃腸과 서로 만나 目部에 도달하므로 예로부터 눈병의 치료에 많이 사용했다.
- 三間은 手陽明大腸經의 兪穴로, 大腸經絡의 痛症이 심할 경우에 有效하다. 董師께서 말한 "大白穴"이 이 穴로, 董師께서는 이 穴자리에 毫鍼으로 坐骨神經痛을 다스렸고, 三稜鍼으

로 小兒氣喘, 高熱 및 急性肺炎을 다스렸다.

- 攢竹과 배합하여 目中漠漠을 치료한다(『百證賦』).
- 腎俞와 배합하여 肩背浮風勞를 치료한다(『席弘賦』).
- 後溪와 배합하여 手指手背紅腫痛을 치료한다.
- 間使와 배합하여 咽中如梗을 치료한다.
- 齒痛(下齒痛), 惡阻, 腹痛, 腰痛, 心口痛, 三叉神經痛, 肩周炎, 失眠, 嗜眠, 落枕, 咳嗽, 手指痙攣, 五十肩, 감기로 인한 頭痛, 喉痺, 咽塞, 寒熱, 胸滿腸鳴, 肩痛, 唇口乾, 身熱, 喘息, 大便不通, 多臥善唾, 瘧疾에도 사용한다.

合谷(手陽明大腸經 原穴, 四總穴, 回陽九鍼穴)

異名 : 虎口, 含口, 合骨.

穴名解說

合谷은 첫째와 둘째손허리뼈 사이에 있는데, 둘째손가락쪽으로 조금 치우쳐서 약간 앞쪽에 위치한 오목한 부위이다. 이 穴은 첫째와 둘째손가락이 서로 만나는 곳(相合處)이고, 두 뼈가 서로 만나는 것(兩骨相合)이 마치 산골짜기(山谷)와 비슷하여 合谷이라고 한다.

穴位와 取穴

첫째와 둘째손가락허리뼈 사이의 움푹한 곳(손가락을 모았을 때 가장 높이 솟아오른 곳)이다. 환자로 하여금 다섯손가락을 모으게 하여 첫째와 둘째손가락허리뼈 사이에 살이 올라온 곳에서 가장 높이 솟은 곳에서 取穴한다.

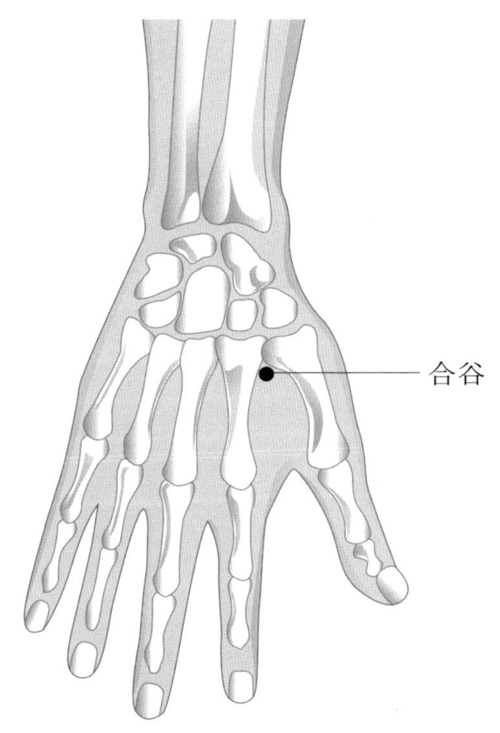
合谷

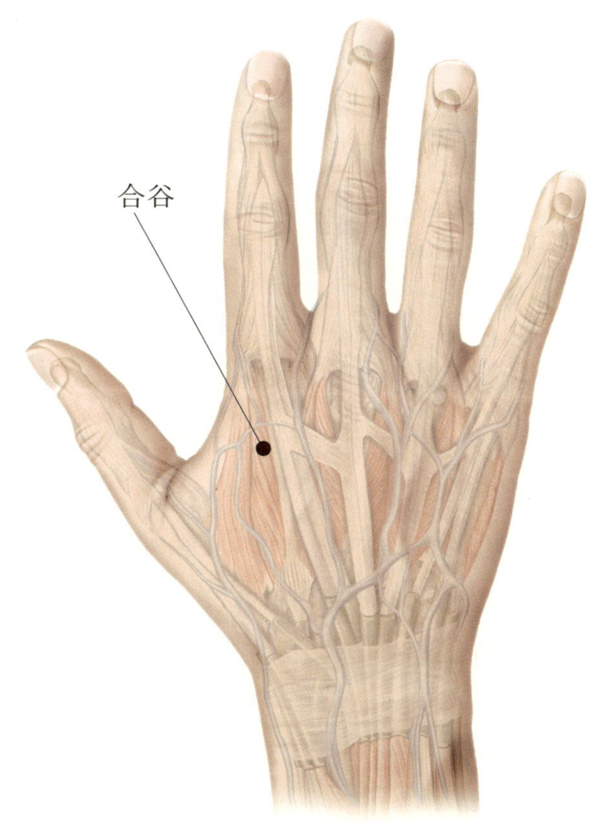
合谷

鍼灸操作

- 刺鍼方向 : 침끝을 둘째손허리뼈 위쪽으로 향하게 하여 直刺.
- 刺鍼깊이 : 3~5分.
- 뜸 : 3壯. 溫灸 5~15분 정도.

鍼感

脹, 痲感이 손가락이나 팔꿈치를 향하여 뻗는다. 국소의 放散痛이 있거나, 얼굴로 전달되기도 한다.

穴性

通經活絡, 疏風解表, 淸泄肺氣, 通降腸胃. 鎭痛安神作用.

主治와 應用

- 合谷은 大腸經의 原穴이며, 原穴은 三焦와 밀접한 관련이 있다. 臍下의 腎肝動氣에서 根源하여 인체의 氣化功能을 바로잡아 자연치유력을 증강시키는 要穴이 된다. 合谷은 전신의 功能을 조절하는 효과가 있고, 反應이 크기 때문에 回陽九鍼穴의 하나로 사용된다.
- 原穴은 調氣하는 功能도 강한데, 肺와 大腸은 表裏關係이므로 이 穴은 止喘에 특효이고, 內關과 배합하면 더욱 효과가 좋아 극렬한 氣喘에 救急穴로 쓰인다. 感氣에도 사용한다.
- 大腸經의 支脈이 缺盆 위에서 頸部를 지나 下齒齦으로 들어가고, 돌아서 윗입술에 이르러 人中에서 左右가 交會한다. 위

로 鼻孔을 끼고 足陽明胃經과 交會하여 각 經絡을 이어주고 頭面部를 치료하기 때문에 四總穴歌에서 "頭面合谷收"라 하였다. 즉 齒, 眼, 鼻, 喉의 각 病(五官病)을 치료하는 데 항상 사용한다.

- 曲池와 배합하면 頭面部의 모든 질환을 치료하는데 曲池는 "走而不守"하고 合谷은 "升而能散"하므로 두 穴이 만나 淸熱散風하여 淸理上焦하는 까닭이다. 머리는 諸陽之會이니 輕淸之氣가 위로 모이면 耳目口鼻咽喉가 맑아진다. 淸陽之氣를 가진 것은 모두 위로 올라 頭面部의 모든 구멍으로 달리게 되므로, 合谷의 가벼운 기운이 曲池의 뻗어가는 기운에 실려 頭面部의 모든 구멍으로 올라가 淸散하는 작용으로 일체의 邪穢한 기운을 없애고 장애되던 바를 편안하게 한다. 이로써 전체적인 기능을 왕성하게 한다.
- 이 穴은 齒痛 치료의 特效穴이다. 左病右治, 右病左治하며 動氣시킨다. 經絡에 따라서, 上齒痛보다 下齒痛에 더욱 효과가 좋다. 上齒痛의 치료에는 胃經의 內庭이나 足三里와 배합하여 사용한다.
- 大腸과 肺는 表裏가 되고, 肝과 大腸은 相通하며, 陽明은 多氣多血하므로 이 穴은 呼吸, 消化, 循環 모두를 조정하는 작용이 있다.
- 肺와 大腸은 表裏關係이므로 이 穴은 蓄膿症과 鼻炎 모두에 효과가 있다. 치료 시에는 左病右治, 右病左治하며, 迎香을 牽引穴로 쓰면 효과가 더욱 뚜렷하다.
- 陽明經은 多氣多血하고, 肺와 大腸은 表裏關係이며, 肺主皮

膚하므로 이 穴은 疔癰을 치료하는 데 효과적이고, 風疹, 여드름과 같은 피부질환에는 曲池와 배합하여 응용한다.

- 合谷(補) 三陰交(瀉)를 하면 墮胎시킬 수 있고, 三陰交(補), 合谷(瀉)를 하면 安胎시킨다. 이는 『鍼灸大成』에서 "蓋三陰交, 腎肝脾三脈之交會, 主陰血, 血當補不當瀉. 合谷爲大腸之原, 大腸爲肺之腑, 主氣, 當瀉不當補, 文伯瀉三陰交, 以補合谷, 是血衰氣旺也, 今補三陰交, 瀉合谷, 是血旺氣衰矣"라고 한 것에 근거한다. 또한 "血衰氣旺定無任, 血旺氣衰應有體"라 하였다.
- 이 穴과 復溜를 배합하면 止汗효과가 있고, 또한 發汗도 시킬 수 있는데, 合谷(補), 復溜(瀉)하면 땀을 멎게 하고, 合谷(瀉), 復溜(補)하면 땀을 나게 한다. 李文憲은 "夫止汗補復溜者, 乃復溜屬腎, 能溫腎中之陽, 升膀胱之氣, 使達於周身而衛外自實也, 瀉合谷者, 卽所以淸氣分之熱, 熱解則汗自止矣, 發汗補合谷者, 則以合谷屬陽淸輕走表, 故能發表托邪, 隨汗出而解也, 左以瀉復溜者疎外衛止陽, 而成其開皮毛止作用也"라고 하였다.
- 이 穴을 外感發熱에 써도 효과가 좋은데, 먼저 三商이나 大椎를 點子出血하고 合谷, 曲池에 刺針하면 신속하세 解熱을 할 수 있다.
- 合谷과 太衝을 같이 묶어 "四關穴"이라 하는데, 合谷은 陽經의 대표적인 原穴이고, 太衝은 陰經의 대표적인 原穴이다. 陰陽相交의 원리에 의하여 肝陽頭痛(고혈압), 頭暈目眩, 失眠, 癲癎, 思想不集中 등에 모두 효과가 있다. 『標幽賦』에 이르기

를, "寒熱痺痛, 開四關而已之"라 하였으며, 手脚不利, 關節風濕에도 효과가 있다. 또한, 鎭靜, 鎭痙, 鎭痛作用의 要穴로서 中風, 小舞蹈病, 口噤, 臟躁, 奔豚, 失眠, 血管性 頭痛, 히스테리성 失語 등을 치료한다.

- 이 穴과 足三里를 배합하면 寬中理氣하고 消化機能을 조정하는 효과가 있는데, 현대임상연구에 따르면 足三里를 刺針하면 胃의 연동운동을 증강시킬 수 있고, 合谷을 刺針하면 연동운동을 감소시켜 경련을 완화시키고 경직된 유문을 열리게 한다고 한다. 合谷과 足三里를 같이 사용하는 경우 더욱 효과적이다.
- 曲池, 肩髃와 배합하여 兩手酸痛, 持物困難을 치료한다.
- 內庭과 배합하여 面腫, 腸鳴, 寒瘧을 치료한다(『天星秘訣』).
- 三陰交와 배합하여 冷嗽를 치료한다(『席弘賦』).
- 少商과 배합하여 急性扁桃腺炎을 치료한다.
- 曲池와 배합하여 疔癰, 急性 心外膜炎을 치료한다.
- 三陰交와 배합하여 胎産病, 停經, 經閉, 月經過多 등을 치료한다.
- 생화학실험연구에 의하면 合谷을 刺針하면 부신피질자극호르몬(ACTH) 및 cortison의 증가를 촉진하는 작용이 있다.
- 顔面神經麻痺(건측), 神經衰弱, 前臂神經痛, 肘痛(환측), 髖關節痛(건측), 足根痛(건측), 中風口噤, 口眼喎斜, 熱病汗不出, 多汗, 頭痛, 目翳, 目痛, 鼻衄, 耳聾, 牙痛, 面浮, 喉痺, 指攣, 肩關節周圍炎, 臂痛, 呃逆, 腸痙攣, 大腿痛, 疥瘡, 寒熱瘖瘧, 狂易, 瘖不能言, 心痛, 小我疳眼, 傷寒大渴, 腹部

冷痛, 發熱惡風, 頭痛脊强, 止喘, 夢遺, 小兒乳蛾, 小兒雀目에도 사용한다.

注意

『鍼灸大成』에서 姙婦에게서 補하면 墮胎한다고 하였다.

手三里(手陽明大腸經)

異名 : 鬼邪, 上三里.

穴名解說

대개 천지만물이 받들고 따르는 氣가 그 中和의 마땅함을 얻으면 생장, 성장이 각각 그 쓰임을 얻을 수 있고, 그 中和의 마땅함을 잃으면 교통이 나타나지 않고 비바람에 절제가 없고 사람과 만물이 그로 인하여 병난다는 것을 말한다. 三里라는 穴은 上中下 세 부분의 병을 치료할 수 있으므로 三里라고 하는데, 그 효능으로 이름을 붙인 것이다. 이 혈은 팔에 있으므로 手三里라고 한다.

穴位와 取穴

曲池 아래 2寸 되는 부위로, 누르면 살이 올라오는데 두드러지게 올라오는 끝에 위치한다. 주먹을 쥐고 팔꿈치를 굽혔을 때 曲池 아래로 근육이 솟아오른 곳의 근육이 갈라지는 곳에서 取穴한다.

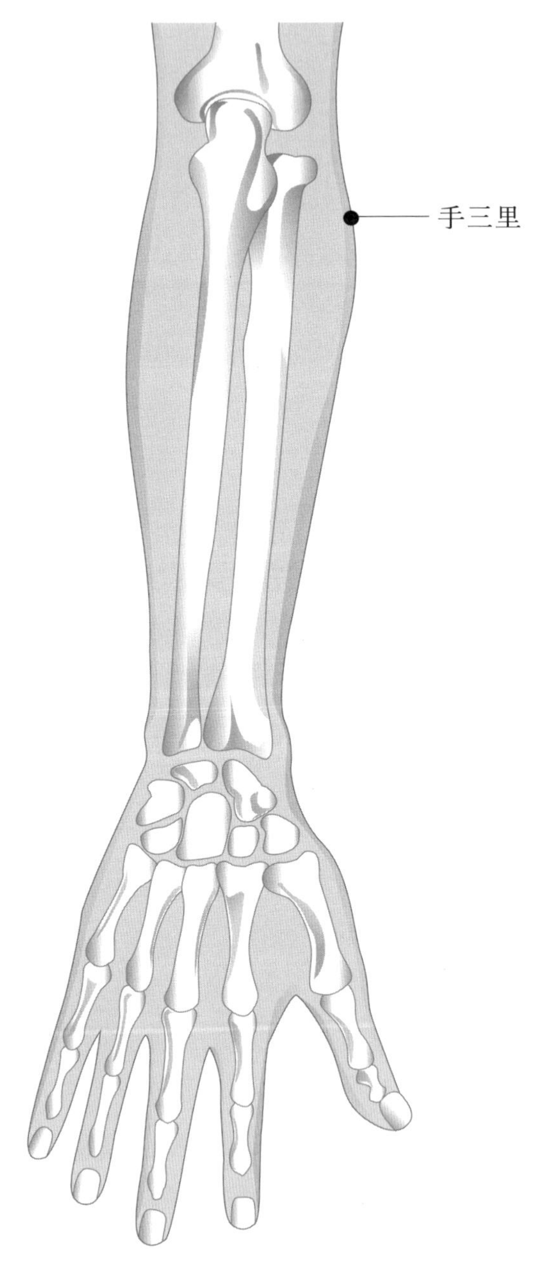
手三里

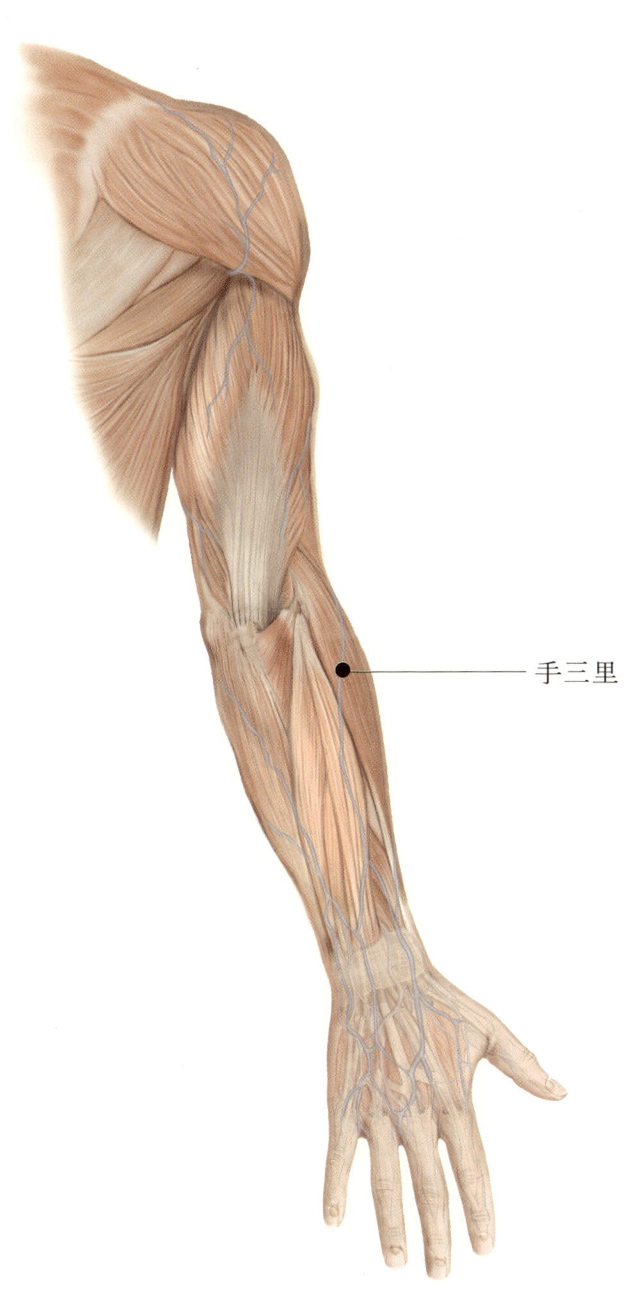
手三里

鍼灸操作

- 刺鍼方向 : 위에서 아래 방향으로 直刺.
- 刺鍼깊이 : 1~2寸.
- 뜸 : 3~7壯. 溫灸 5~20분 정도.

鍼感

국소의 酸脹感. 아래팔로 넓게 뻗치는 경우도 있다.

穴性

祛風通絡, 和胃利腸.

主治와 應用

- 手三里는 經絡循行 작용이 있어 肩背痛, 臂痛, 肩前臑痛, 上肢痲痺, 肘攣不伸, 手臂頑痲의 치료에 要穴로 사용한다. 腰背連臍痛(『席弘賦』) 및 肩連臍痛(『雜病穴法歌』)의 치료에도 사용된다. 肩髃, 曲池, 外關, 合谷과 배합하면 효과가 더욱 효과적이다.
- 이 穴은 大腸經의 重要穴位로써, 大腸經은 多氣多血한데, 肺經과 表裏關係를 이룬다. 따라서 이 穴은 收瘡消腫 작용이 강하고, 疔瘡癰癤의 치료에 뜸을 많이 뜬다. 또한 養老, 合谷과 배합하여 뜸을 뜨면 疔癰 치료의 要穴이 된다.
- 天鼎과 배합하면 瘰癧치료의 要穴이다.
- 太谿와 배합하면 耳痛의 치료에 유효하며(耳痛은 腎, 大腸氣逆

과 유관), 耳下腺炎의 치료에도 쓰인다.

- 曲池와 함께 倒馬鍼法을 쓰고, 迎香을 牽引穴로 쓰면 鼻炎 치료에 효과를 보인다.
- 董師께서는 火腑海穴은 곧 이 穴이며, 補益의 要穴로 貧血, 頭昏, 眼花, 腿痠, 疲勞過度 등에 사용하였는데, 足三里와 함께 사용하면 功效가 크다고 한다.
- 少海와 배합하여 手臂頑痲를 치료한다(『百證賦』).
- 足三里를 배합하여 食癖氣塊를 치료한다(『席弘賦』).
- 鼻炎, 落枕, 急性腰椎捻挫, 膝痛, 肥厚性鼻炎, 齒痛, 頰頷腫, 中風口眼喎斜(안면신경마비), 半身不遂, 癨亂, 腸腹時寒, 腰背痛, 五勞虛乏, 四肢羸瘦, 失音에도 사용한다.

曲池(手陽明大腸經 合土穴, 十三鬼穴)

異名 : 陽澤, 鬼臣, 鬼腿.

◎ 穴名解說

이 穴은 팔꿈치의 外輔骨 끝 앞의 움푹한 부위에 있다. 팔꿈치를 굽히면(屈曲) 마치 연못(池)과 비슷하고, 팔꿈치를 굽혀서 取穴하므로 曲池라고 한다.

◎ 穴位와 取穴

팔을 굽힐 때 생기는 팔꿈치주름 끝에 있다. 팔꿈치를 굽혀 가슴에 대고 팔꿈치주름 바깥쪽 끝의 함요처에서 取穴한다.

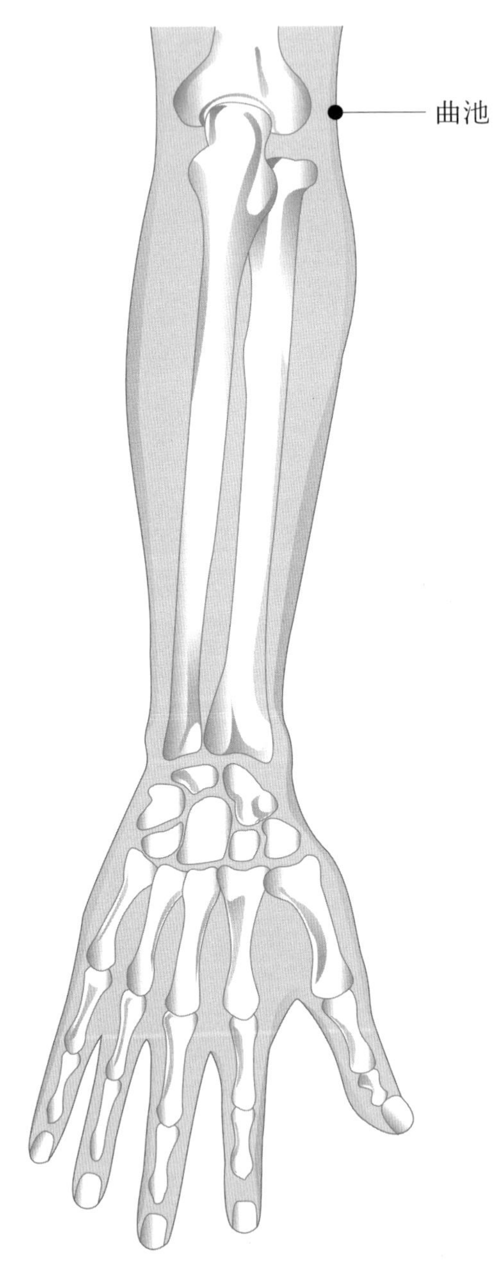
曲池

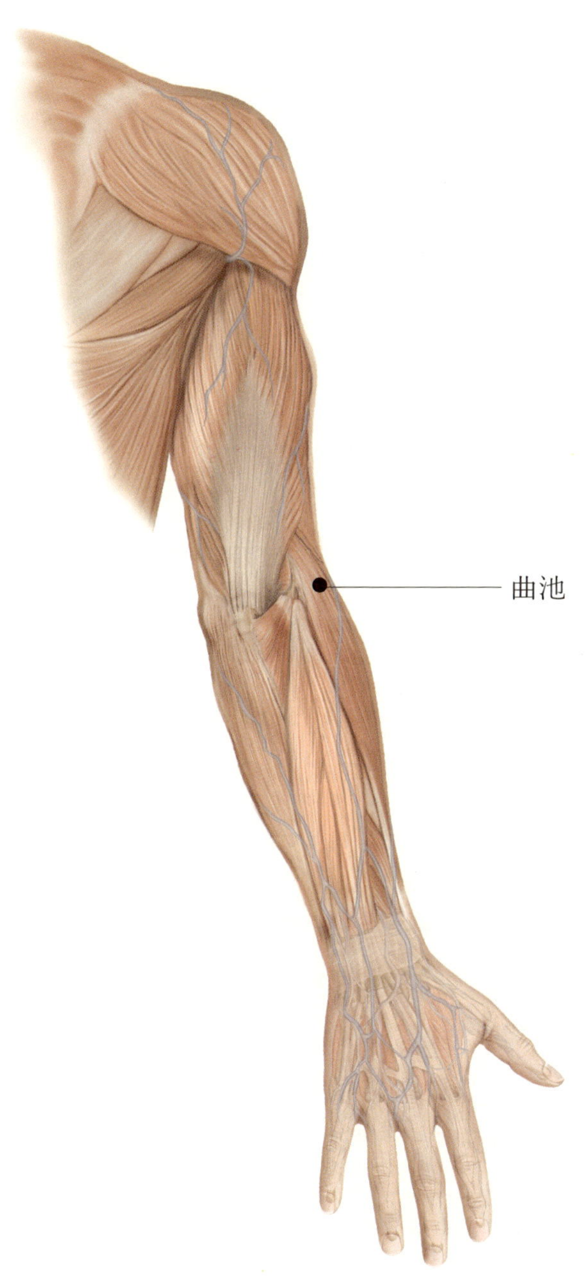
曲池

鍼灸操作

- 刺鍼方向 : 위에서 아래 방향으로 直刺.
- 刺鍼깊이 : 5分~1寸.
- 뜸 : 3~7壯. 溫灸 10~30분 정도.

鍼感

脹, 痲感이 많고, 손목, 손 혹은 어깨까지 放散되기도 한다.

穴性

疏邪熱, 利關節, 祛水濕, 疏風解表, 調和氣血.

主治와 應用

- 曲池는 大腸經의 合穴로서 "合治腑病"의 원리에 따라 淸熱祛風, 疏風解表, 調合氣血, 調理腸胃, 淸頭明目, 調和營血하는 기능을 가지고 있다.
- 이 穴은 强壯穴의 제1혈로, 整體치료에 반드시 사용된다.
- 陽明經은 多氣多血하여 調理氣血의 기능이 뛰어나다. 이 穴은 氣分과 血分의 實症이나 熱症을 치료한다. 이 穴은 外感高熱 및 陽明熱盛證을 치료한다.
- 肺와 大腸의 表裏關係를 통하여 蕁痲疹, 皮膚炎, 皮膚瘙痒症, 丹毒, 癰腫 등을 치료할 수 있다. 이 穴을 刺針하면 搔痒感이 멎을 뿐 아니라 化膿을 예방하고 전신의 癬疥瘡癢에 특효이다.

• 足三里, 大椎와 배합하여 蕁痲疹을 치료한다. 혹은 肩髃, 環跳, 風市, 血海와 배합하여 蕁痲疹 및 皮膚瘙痒症을 치료한다.
• 大腸과 肝이 상통하므로, 頭暈, 高血壓의 치료에 효과가 아주 좋다. 血壓이 높은 것을 肝陽上亢이라고 부르고, 血壓이 낮은 것은 肝陰不足으로 보는데, 두 경우 모두 頭暈을 일으킨다. "肝與大腸通", "合治腑病"의 원리에 의해 曲池에 刺針하면 血壓을 조정하고 頭暈을 다스릴 수 있다(頭暈에 특효이다). 또한, 人迎, 足三里와 배합하여 高血壓을 치료한다.
• 이 穴은 十三鬼穴 중 하나로, 진정작용이 있어 百邪癲狂을 치료하고 血壓을 내리며 安眠케 한다.
• 관절의 대응 및 手足陽明의 相通으로, 膝關節扭傷(胃經은 膝眼을 지난다)을 치료하는 데도 효과가 아주 좋다.
• 委中, 下廉과 배합하여 風痹를 다스린다(李明憲은 "曲池搜風行濕, 委中疏風利濕, 下廉通陽燥濕, 三穴同用, 散寒祛風滲濕, 以達治痺之功"라 하였다).
• 陽陵泉과 배합하여 半身不遂 痿癥歷節의 모든 痹證을 치료한다(李明憲이 이르기를, 二穴合用有降濁瀉火之功, 曲池淸肺走表, 陽陵泉瀉肝陽平裏). 확장하여 대부분의 肝肺抑鬱, 胸脇灼痛, 혹은 熱結腸胃 腹着便濁 등의 증상에 淸利疏泄하는 효과가 있어 치료효과를 보지 못하는 적이 없다.
• 肩髃와 배합하여 中風偏枯, 모든 痹證, 七氣證의 치료에 쓰인다(李明憲은 "二穴合用有調理肺氣之特效, 擧凡一切經絡客邪氣血阻滯之病, 無不能舒暢調和之"라 하였다).
• 三陰交와 배합하면 淸熱祛風하여(李明憲은 "曲池入三陰之分,

能淸血中之熱, 三陰交爲肝脾腎之樞紐, 爲血科之主穴"이라 하였다.) 浮腫을 가라앉히고 痛症을 멈추므로 모든 痹證, 脚氣, 腰痛, 婦女崩帶, 積聚, 經閉에 모두 효과가 있다.

- 合谷과 배합하여 頭面耳目鼻口의 모든 질환을 치료한다(『雜病穴法歌』). 結膜炎, 眼瞼炎 등의 特效穴이며, 뜸을 뜨면 齒槽出血에도 효과가 뚜렷하다.
- 手三里, 迎香와 배합하여 鼻炎을 치료한다.
- 腕骨, 肝兪와 배합하여 目疾淚多를 치료한다.
- 合谷과 배합하여 雙手不如意를 치료한다(『席弘賦』). 肩髃를 배합하면 효과가 더욱 좋다(『勝玉歌』). 혹은 肩井을 배합해도 효과가 좋다(『標幽賦』).
- 『難經』에 이르기를, "合主逆氣而泄"이라 하였는데, 이 穴은 腑病을 다스리는 合穴로 泄瀉症狀에 효과가 좋다. 慢性泄瀉는 脾經과 관련이 많고, 急性泄瀉는 大腸經과 관계가 뚜렷하여 曲池는 急性泄瀉를 다스리는 데 효과가 뚜렷하고 急性痢疾에도 효과가 좋다. 合谷과 배합하여 사용한다.
- 이 穴과 小衝을 點子出血하여 淸熱한다(『百證賦』).
- 人中과 배합하여 傴僂를 다스린다.
- 尺澤과 배합하면 舒筋骨疼痛하고, 鶴膝腫勞移步困難을 치료한다(『肘後歌』). 또한 肘拘攣을 치료한다.
- 手三里와 배합하여 肘部風濕疼痛을 치료한다.
- 三陰交와 배합하여 風濕諸痺, 脚氣, 腰痛, 婦女崩漏, 帶下, 癥瘕, 積聚, 經閉에 사용한다.
- 근대 임상에서는 이 穴을 大椎와 배합하여 外感風寒, 頭痛發

所를 다스리는 데 사용하는데, 熱을 내리는 효과가 뛰어나다. 이에 더하여 三商에 點子出血하면 효과가 더욱 뚜렷하다.

- 현대연구에서 曲池에 자침하면 백혈구수치 증가를 촉진하여 消炎抗菌에 뚜렷한 효과를 보인다고 하였다.
- 肘痛(건측), 皮膚中毒風, 結膜炎, 眼瞼炎, 腰肋岔氣, 肩痛不能上擧, 傷寒如熱不退, 目赤痛, 齒痛, 喉痺, 手臂腫痛, 肘中痛難屈伸, 肘細無力, 半身不遂, 月經不通, 瘰癧, 癮疹, 癭氣, 胸中煩滿, 皮膚乾燥, 筋緩, 頭腫, 淸利頭目(여드름, 結膜炎, 鼻炎), 麥粒腫, 膝痛, 氣滯로 인한 肋痛 및 腹痛, 急性乳腺炎, 外感熱證, 風水面浮, 각종 風濕, 傷寒, 流行性感冒, 肺炎, 中風偏癱, 扁桃腺炎, 肘臂神經痛, 肩胛神經痛에도 사용한다.

迎香(手陽明大腸經)

異名 : 衝陽.

穴名解說

코에 가까이 있어 후각의 요충지이다. 사람은 향기로운 것을 좋아하고 냄새나는 것을 싫어하므로 影響이라고 한다.

穴位와 取穴

콧방울 옆으로 5分 되는 곳에 있다.

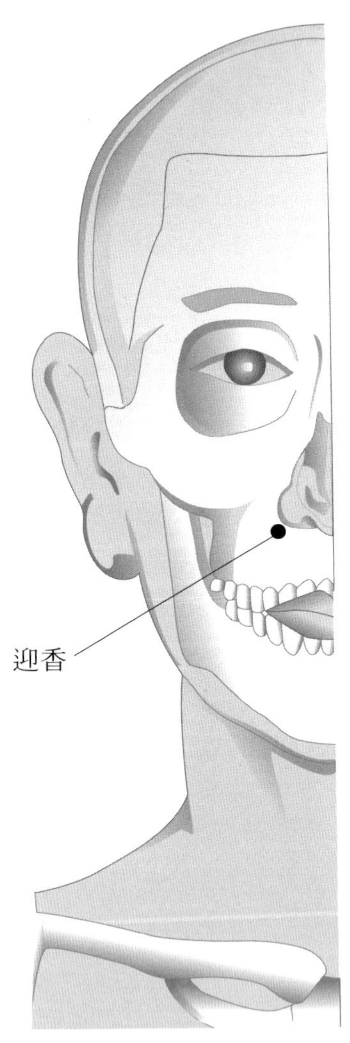
迎香

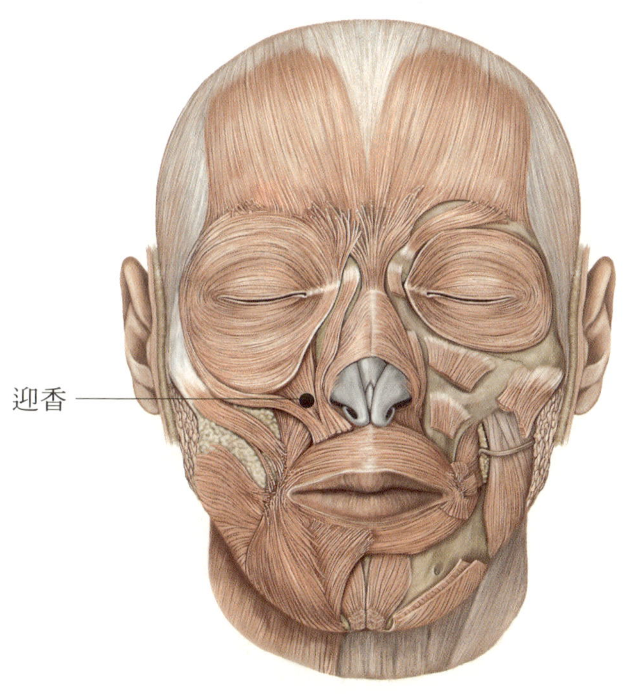
迎香

鍼灸操作

- 刺鍼方向 : 침끝은 안쪽을 향하게 하여 斜刺.
- 刺鍼깊이 : 3分.

穴性

通鼻竅, 散風邪, 淸氣火.

主治와 應用

- 迎香은 鼻證을 치료하는 要穴이므로, 각종 鼻炎에 모두 효과를 보인다(牽引鍼으로 사용한다). 足三里와 배합하면 효과가 더욱 빠르다
- 嗅覺神經萎縮, 嗅覺喪失에 刺針하면 효과가 있고, 上星, 三里와 배합하면 더욱 좋다.
- 上星, 印堂, 合谷과 배합하여 鼻塞, 鼻炎, 蓄膿症의 치료에 사용되며, 足三里와 배합하기도 한다.
- 鼻炎치료에 배합하는 조합은 ①足三里, 迎香 ②合谷, 上星, 印堂, 迎香 ③合谷, 曲池, 手三里, 迎香 등 여러 가지가 있는데, 모두 迎香을 主要穴로 쓴다. 董氏奇穴의 駟馬穴을 배합하면 더욱 효과가 뛰어나며, 鼻流濁滯하는 鼻淵證에는 迎香과 木穴(董氏奇穴)을 함께 쓰면 좋다.
- 迎香은 手足陽明經의 交會穴로, 鼻炎을 치료하는 외에도 顔面部의 모든 病에 牽引鍼으로 써서 효과를 매우 크게 할 수 있다.

- 얼굴로 벌레가 기어가는 듯한 증상(風行皮內面上似有蟲行)에 효과가 뛰어나다(『百證賦』).
- 聽會와 배합하면 耳聾氣閉를 치료한다(『席弘賦』).
- 地倉, 頰車, 下關과 배합하여 口眼歪斜, 顔面神經麻痺를 치료한다.
- 여드름, 便秘, 膽石症(四白으로 透刺), 膽絞痛, 不整脈에 사용한다.
- 鼻衄, 鼻有息肉, 窒洞氣塞, 多涕不聞香臭, 面癢浮腫, 眼熱而紅, 口眼喎斜, 膽道蛔蟲症에도 사용한다.

梁丘(足陽明胃經 郄穴)

異名 : 鶴頂, 跨骨.

穴名解說

丘는 언덕을 가리킨다. 梁丘는 春秋 시대의 지명이다. 胃는 창름의 기관이고 이 혈은 胃의 郄穴이므로 비유하면 양곡이 쌓여서 된 언덕과 같기 때문에 梁丘라고 한다.

穴位와 取穴

무릎에서 2寸 되는 위치, 陰市 아래 1寸 되는 부위 兩筋 사이에 있다. 陰市 아래 1寸, 슬개골 윗모서리 바깥쪽 위로 2寸되는 부위에 손으로 눌러보아 두 근육 사이 약간의 함요처에서 取穴한다.

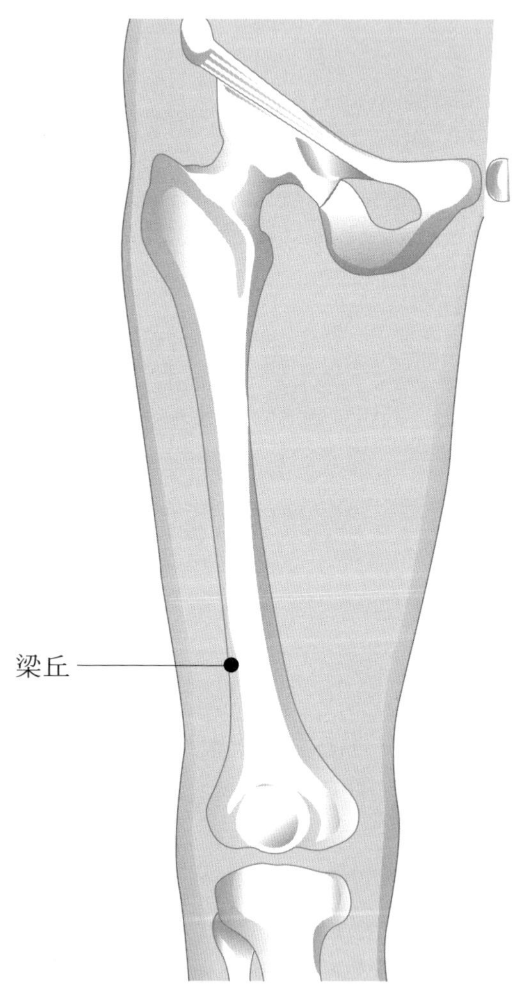
梁丘

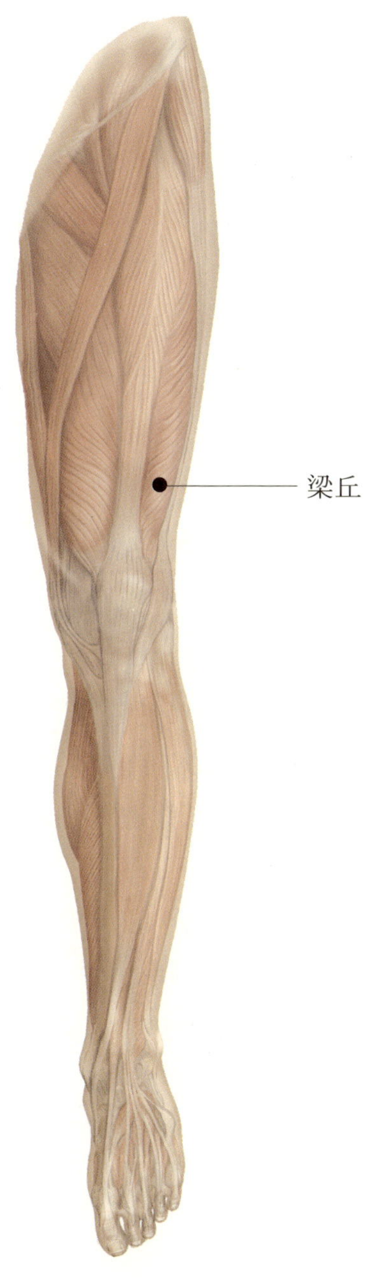
梁丘

鍼灸操作

- 刺鍼方向 : 앞에서 약간 뒤쪽 안쪽으로 자입. 直刺.
- 刺鍼깊이 : 3~5分.
- 뜸 : 3~7壯. 溫灸 5~15분 정도.

鍼感

脹, 痲感이 많고, 슬관절로의 放散感.

穴性

調胃利氣, 和中降逆, 通經活絡.

主治와 應用

- 郄穴은 해당 經絡의 氣血이 가장 많이 모이는 곳이다. 陽明經은 多氣多血하므로 足陽明胃經의 郄穴인 梁丘는 調理氣血 작용이 매우 강하여 腸胃疼痛 및 出血 時의 鎭靜作用이 매우 신속하다.
- 郄穴에는 止痛 및 收斂作用이 있는데, 胃經 및 經絡順行部의 急性病證에 대한 치료효과가 뛰어나다. 腹痛, 惡心嘔吐, 泄瀉, 胃炎, 胃潰瘍, 胃痙攣, 盲腸炎, 腸胃出血 등의 急性症狀에 효과가 매우 좋다.
- 胃痛, 腹痛의 치료에는 中脘, 內關, 公孫, 足三里와 배합하면 더욱 효과가 좋다.
- 腸胃出血을 치료할 때는 陽陵泉과 배합한다.

- 崑崙, 天樞와 배합하여 下利를 치료하는 효과가 뛰어나다.
- 乳房痛, 乳腺炎, 缺盆痛(건측)을 치료한다.
- 犢鼻, 血海, 足三里, 陽陵泉과 배합하여 膝部腫痛, 膝關節炎, 膝痛, 屈伸不得, 鶴膝風, 腰脚痛, 冷痺不仁을 치료한다.
- 傷科新病, 乳癰(急性 乳腺炎), 暈鍼, 乳腫痛에도 사용한다.

足三里(足陽明胃經 合土穴, 四總穴, 回陽九鍼穴)

異名 : 下陵, 鬼邪, 下三里, 三里.

穴名解說

三理穴은 手足陽明經에 모두 있다. 명칭은 같지만 經穴은 다르므로 足字를 붙여 구분하였다. 里는 "넓다(寬廣)"는 뜻이 있다. 胃는 水穀之海로 흐르지 않는 곳이 없고, "넓다(寬廣)"는 뜻이 있으므로 里라고 일컫는다. 膝眼으로부터 三寸 떨어졌다고 하여 足三里라고 한다. 또, 『靈樞·本輸篇』에서는 下陵三里라고도 하였다. 높은 곳에는 언덕(丘陵)이 있게 마련인데, 큰 언덕을 陵이라 하고, 陵은 丘보다 더 높다. 陵앞에 下자를 덧붙였는데, 足三里는 手陽明三里보다 낮은 데 있으므로 下陵三里라고 한다. 또, 一說에는 三은 木의 生數이고, 里는 土의 뜻이 있어서 肝脾를 調理하는 작용이 있다고 한다.

穴位와 取穴

膝眼 아래 3寸 되는 곳, 정강이뼈 바깥 모서리에 있다. 犢鼻 아래 3寸, 정강이뼈 앞모서리에서 1횡지만큼 떨어져서 앞정강근

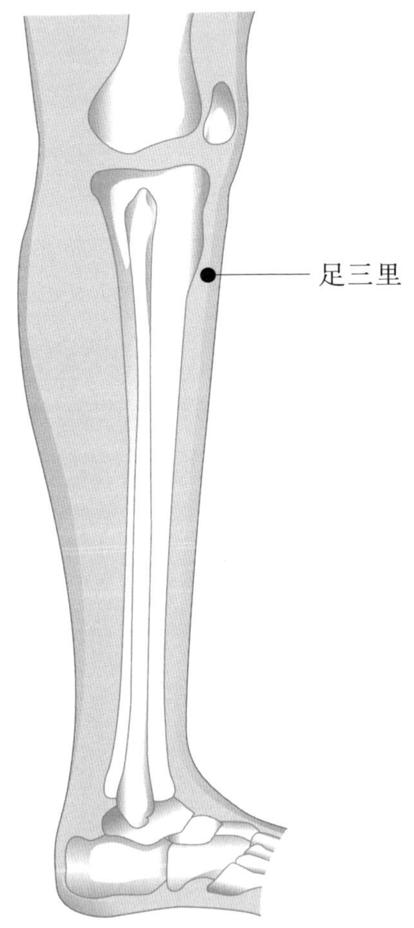
足三里

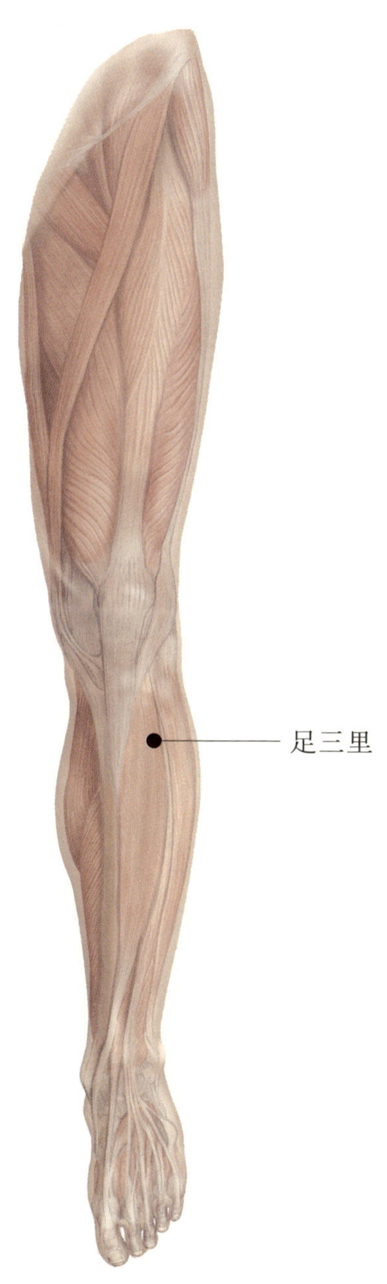
足三里

위, 무릎을 구부리거나 바로 누운 상태에서 取穴한다.

（名家取法 : 바로 앉아 무릎을 구부리고 본인의 엄지손가락을 무릎뼈 위에 대고 나머지 4개의 손가락으로 무릎뼈를 눌렀을 때 자연스럽게 무릎뼈 바깥쪽에 가운뎃손가락이 닿는 곳. 외슬안 아래 3寸, 정강이뼈 모서리 바깥쪽 1寸, 전경골근과 긴발가락폄근 기시부 사이. 혹은 의사가 둘째 손가락으로 정강이뼈 앞모서리를 위로 따라가다가 정강이뼈에서 약간 솟아오른 부분으로 접근했을 때 바깥쪽으로 1寸 떨어진 움푹한 곳으로, 그 자리를 눌러보아 酸痲感이 느껴지는 곳을 이 穴로 보기도 한다. 이 또한 膝眼 아래 3寸, 정강이뼈 바깥쪽에서 取穴한다.）

鍼灸操作

- 刺鍼方向 : 앞에서 뒤쪽으로 直刺.
- 刺鍼깊이 : 5分~1寸 5分.
- 뜸 : 3~7壯, 溫灸 5~20분 정도.

鍼感

脹, 痲感이 대부분. 아래로는 발가락까지, 위로는 무릎 혹은 복부까지 퍼진다.

穴性

調理脾胃, 調中氣, 和腸消滯, 疏風化濕, 通調經絡氣血, 扶正培元, 袪邪防病作用.

主治와 應用

- 足三里는 胃經의 合穴로 土經의 土穴이 되며, 脾胃는 後天의 근본이 되고, 陽明經은 또 多氣多血한 經脈이기 때문에 疏通經絡, 調和氣血, 理脾健胃의 효능이 있어 全身强壯의 要穴이며, 치료범위가 넓다.
- 이 穴은 强心定喘하는데, 胃와 包絡이 相通하기 때문에 强心할 수 있다. 土를 보하면 金이 생겨나고, 또 "逆氣而泄, 取之合"하기 때문에 定喘할 수 있다. 心臟病 및 氣喘을 치료할 때는 모두 깊이 찌르고 오래 留鍼해야 하는데, 刺血하는 것이 더욱 좋다.
- 定喘除痰의 효능이 있는데, 虛實 여부를 막론하고 응용이 가능하다. 實證에는 瀉하고(『席弘賦』) 虛症에는 補한다(『玉龍歌』). 일반적으로 氣喘을 치료할 때는 列缺(『雜病穴法歌』)을, 痰喘을 치료할 때는 中脘(『行鍼指要歌』)을 배합한다.
- 搜風逐濕의 효능이 있다. 임상에서 環跳를 배합하여 大腿痛을 치료하고, 陽陵泉과 배합하여 下腿痛을 치료한다(『華勝歌』, 『雜病穴法歌』). 寒氣가 비교적 重할 때는 三陰交와 배합한다(『玉龍歌』).
- 利水消腫의 효능이 있다. 陰陵泉과 배합하면 利尿作用이 있고, 이로써 消腫할 수 있다(『雜病穴法歌』). 三陰交와 배합하여도 消腫하기도 한다(『玉龍歌』).
- 行瘀止血의 효능이 있다. 止血, 止吐血을 목적으로 할 때 "因吐血屬胃"하므로 血之會인 膈兪와 배합하면 치료효과가 더욱

뚜렷하다(東垣). 胸中瘀血에 대해서도 효과가 있다(『甲乙經』).

- 鎭痛의 효능이 있어, 전신의 疼痛에 사용한다. 上部의 疼痛인 頭痛(『甲乙經』), 喉痺, 齒痛(『天星秘訣』)을 치료하며, 齒痛, 喉痺를 다스릴 때는 二間과 배합하고(『天星秘訣』), 項强腫痛에는 束骨과 배합한다(『太乙歌』). 中部의 疼痛인 胸脇痛, 腸鳴腹痛(『甲乙經』), 腰痛(『鍼灸大成』, 『席弘賦』)에 사용한다. 腹痛에 주로 쓰이며, 腰痛과 腎虧, 耳鳴이 같이 있는 경우에도 비교적 유효하다. 下部의 疼痛인 髖骨痛(『席弘賦』), 膝腫膝痛(『席弘賦』, 『勝玉歌』), 脚痛이나 膝腫에는 膝眼과 배합하거나(『勝玉歌』), 脚痛에는 行間, 申脈, 金門과 배합한다(『雜病穴法歌』). 下肢치료 중에서는 膝痛에 비교적 효과가 좋다.
- 發汗解熱의 효능이 있다. 『天星秘訣』에 "傷寒過經不汗出, 期門三里先後看, 即係明證"이라고 하였다. 三商에 點子出血 후 曲池, 合谷과 배합하여 刺鍼하면 효과가 비교적 좋다.
- 聽耳明目의 효능이 있다. 聽耳하려거든 耳區 및 膽經과 腎經의 穴자리를 배합하고, 耳鳴과 腰痛이 함께 있는 경우에 효과가 더욱 좋다. 明目에는 肝兪와 배합하면 효과가 비교적 양호하다(『玉龍歌』).
- 强壯鎭靜의 효능이 있다. 『天星秘訣』에서는 이 穴을 "傷寒羸瘦損"의 주요 穴로, 華佗는 "五勞羸瘦, 七傷虛乏"의 주요 穴로, 일본에서는 長壽穴의 중요 穴자리로 인식한다. 鎭靜작용에 대하여 『甲乙經』에서는 "痙, 身反折, 口噤"을 치료한다고 하였다. 또한 이 穴을 回陽九鍼穴의 하나로, 강한 鎭靜작용이 있다.

• 疏脹化積理氣의 효능이 있다. 食癖氣塊(『席弘賦』) 및 內傷食積(『雜病穴法歌』)에 사용한다. 『席弘賦』는 璇璣와 배합할 수 있다고 하였다. 疏脹하는 면에서 心腹脹을 통하게 할 수 있다고 하였으며 中脘과 배합한다(『雜病穴法歌』). 小腹脹에는 內庭, 三陰交와 배합한다(『鍼灸大成』). 理氣하는 면에서 氣行을 정상상태로 조정하는 데 중요하다. 임상침구에 있어 인체 상부의 穴位를 쓴 이후에는 足三里에 뜸뜨는 것이 좋은데, 『席弘賦』에서는 "若針肩井須三里"라 하였다. 또한 膏肓에 뜸을 뜬 후에 三里에 반드시 뜸을 뜨라고 했는데, 膏肓뿐만 아니라 신체 상부의 穴자리를 뜸뜬 이후에는 足三里에 뜸을 뜬다.

• 調理腸胃의 효능이 있다. 이 穴은 胃經의 合土穴로써, "合治腑病" 및 "手足陽明相通"의 원리에 따라 胃腸의 각종 病變을 조리하고 치료하는 데 가장 많이 사용된다. 四總穴歌에서는 "肚腹三里留", 千金方에서는 "三里內廷治肚腹病妙, 都設明了足三里是總治腸胃一切疾患的要穴"이라 하였다. 이 穴은 腹部 및 아랫배의 腸胃病에 모두 효과가 있다. 이것은 手足陽明이 서로 통하는 이치에 바탕을 두고 있다. 전술한 疏瘡化積의 작용도 胃腸의 질환을 치료하지만, 다음과 같은 경우에도 사용된다. 便秘(『鍼灸大成』)에 支溝와 배합하여 사용한다(『雜病穴法歌』). 癨亂에는 中脘 혹은 內庭과 배합하면 효과가 더욱 좋다(『百證賦』, 『雜病穴法歌』). 痢疾에 足三里가 通便할 수 있다고 하였는데, 泄瀉를 그치게도 할 수 있다. 이는 즉 足三里가 위장기능을 조절하는 이중적인 기능이 있다는 것이며, 임상적으로 大腸經인 合谷 혹은 曲池와 배합하면 효과가 더욱 커

진다. 비단 痢疾증상 뿐만 아니라 평상시 大便溏泄에도 효과가 좋다. 최근 胃腸形感冒의 치료에도 사용하였다. 胃潰瘍, 食慾不振, 嘔吐, 呑酸, 消化不良에도 사용한다.

- 이 穴에 뜸을 뜨면 虛脫의 病變을 補하는데, 鍼을 사용해도 虛를 補할 수 있다. 土를 補하면 濕을 제거할 수 있고, 脾胃는 痰濕의 근원이 되므로, 이 穴은 痰濕으로 인한 病變을 치료할 수 있으며 血脂를 낮추는데 효과가 있을 뿐 아니라 風濕을 치료할 수도 있다. 이 穴은 健脾補元氣하여 면역기능을 增强할 수 있어 感氣를 예방할 수 있다. B형 간염의 활성을 저하시키는 작용이 있다.
- 婦人科疾患에도 사용하는데, 婦人乳痛(『甲乙經』)에 사용하고, 經閉에는 三陰交, 支溝, 曲池와 배합한다. 東垣은 産後血暈에 三陰交, 支溝 배합하고, 血崩의 치료에 三陰交, 中極을 배합하여 치료한다고 하였다.
- 小兒科疾患에도 사용하는데, 小兒의 소화기능을 조절하여 消化不良 腹瀉치료의 요혈이다. 小兒痲痺 後遺症의 치료에도 足三里를 主要穴로 쓴다. 鍼法은 淺刺速出한다.
- 三稜鍼으로 瀉血하면 心臟痲痺, 心臟病, 胸悶, 오랜 胃病, 急性腸胃炎, 氣喘에 효과가 있다.
- 合谷, 中脘, 天樞, 關元, 脾兪, 胃兪, 三陰交와 배합하여 急慢性胃炎, 腸炎, 潰瘍病, 消化不良에 사용한다.
- 中脘, 間使와 배합하여 嘔吐를 치료한다.
- 內關, 合谷, 中脘과 배합하여 幽門痙攣 및 食慾不振을 치료한다.

- 曲池, 合谷, 中渚, 液門, 三陰交와 배합하여 浮腫을 치료한다.
- 曲池, 內關, 三陰交와 배합하여 高血壓을 치료한다.
- 大敦(뜸)과 배합하여 産後血暈을 치료한다.
- 環跳, 風市, 陽陵, 委中, 懸鍾, 三陰交와 배합하여 下肢痲木癱瘓 및 小兒痲痺 後遺症을 치료한다.
- 丘墟(뜸), 光明과 배합하여 雀目을 치료한다.
- 曲池와 배합하여 病後餘熱不盡(微熱)을 치료한다.
- 迎香과 배합하여 鼻炎을 치료한다.
- 足三里에 梁丘, 中脘, 公孫 등을 배합하면 각종 胃腸病에 특효이다. 만약 노인의 胃腸病인 경우 치료기간이나 오래 걸리는데 足三里에 소량 點子出血시키면 胃痛을 억제할 수 있을 뿐만 아니라 각종 胃腸病을 신속하게 낫게 할 수 있었다. "久病入絡"하게 되므로 點子出血하는 것이 刺針만 하는 것보다 효과가 강하다.
- 足三里를 點子出血시키는 것은 胃腸病에 특효인데, 胸悶, 胸痛, 心臟病에도 효과가 매우 좋다.
- 足三里를 點子出血시키면 오래된 膝關節風濕 및 跌撲, 損傷으로 인한 瘀血疼痛에 모두 효과가 있다.
- 口眼喎斜(顔面神經痲痺)에 일반적으로 地倉, 頰車, 下關 등을 刺針하는데, 足三里, 上巨虛를 위주로 刺針하고 地倉에 刺絡術을 함께 하면 효과가 신속하였다. 顔面震顫을 치료하는 데도 효과가 있다.
- 足三里를 刺針하면 胃의 연동운동을 조정하는 작용이 있어서, 연동운동성이 약한 경우는 강하게, 항진되어 있는 경우는 이완

시키는 작용을 한다.

- 위액의 산도와 유리산을 정상으로 맞춘다.
- 호흡량을 증가시켜 실험성 胃穿孔 상태의 수복작용을 보인다.
- 足三里, 合谷, 曲池, 大椎 등을 刺針하면 총 백혈구수를 증가시키고 중성백혈구 수치를 높인다. 急性炎症의 경우에는 소염작용과 총 백혈구수 하강작용을 한다.
- 肥厚性鼻炎, 小兒痲痺, 食慾不振, 抽筋, 轉筋, 痿症, 痛風, 胃下垂, 暈鍼, 化療放療後胃腸反應, 胸痛, 胸悶, 脘痛脹滿, 嘔吐, 腹痛, 便秘或腹瀉, 癨亂, 膈咽不通, 癱瘓, 口眼喎斜, 癲癇, 咽痺, 發熱, 遺尿, 膝胻痠痛, 脚氣, 脚腫, 腸鳴, 腰痛不可而顧, 熱病先頭重額痛, 煩悶身熱, 小便不利, 善噫, 少腹腫痛, 胸脇支滿, 乳癰, 蠱毒痃癖, 四肢腫痛, 五勞七傷, 胸中瘀血, 目睆睆不能遠視, 心悸虛煩, 指頭痲木, 腕骨腿疼, 齒痛, 痿證, 暈鍼, 急性乳腺炎, 落枕, 尿瀦留(陰陵泉과 배합), 感氣豫防, 急慢性胃炎, 急慢性腸炎, 下肢風濕痛에도 사용한다.

條口(足陽明胃經)

異名 : 前承山.

穴名解說

이 혈은 두 巨虛와 같은 선 위의 틈 중에 있는데, 上巨虛는 틈의 상단에 있고, 下巨虛는 틈의 하단에 있으며, 이 혈은 그 가운데에 해당한다. 이 혈을 취할 때에는 발끝을 조금 들면, 세 혈이 있는 곳에 하나의 크고 긴 틈을 형성하므로 條口라고 한다.

穴位와 取穴

足三里 아래 5寸 부위(下廉에서 1寸 되는 부위)에 있다. 바르게 앉아 무릎을 굽히고 다리를 늘어뜨린 자세에서 下廉 위 1寸 위치에서 취혈한다. 취혈 시 발바닥을 땅에 붙이고 발끝을 젖힌다.

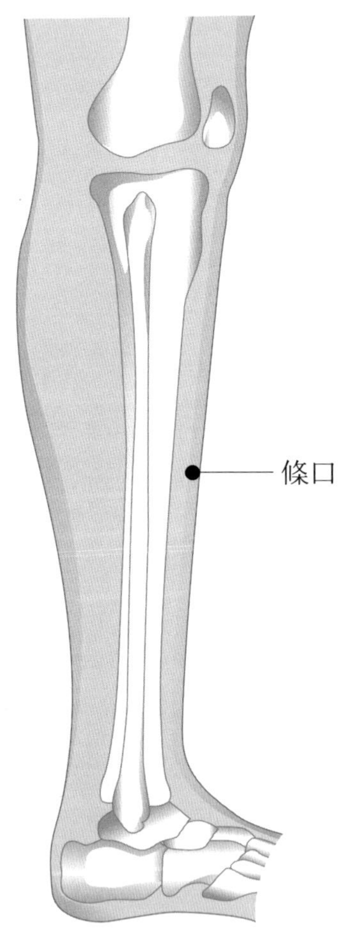
條口

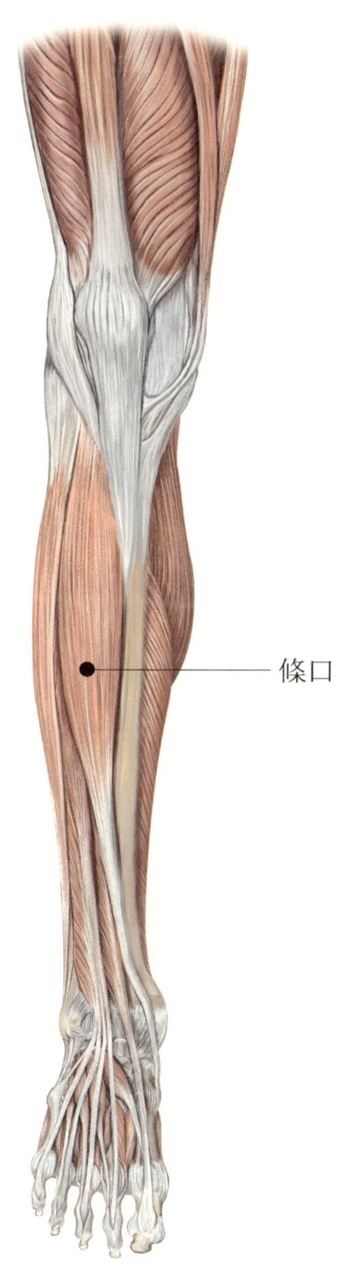
條口

鍼灸操作

- 刺鍼方向 : 밖에서 안쪽으로 直刺.
- 刺鍼깊이 : 3~7分.
- 뜸 : 3~5壯. 뜸은 많이 뜨지 않는다. 溫灸 5~20분 정도.

主治

- 條口는 肩凝不擧를 치료하는 외에도 肩痛, 肘痛 및 食指痛에 고루 효과를 보인다. 근대의 침구사들은 이 穴과 承山을 投刺하여 肩凝不擧를 치료하는 데 쓴다.
- 環跳, 風市, 足三里, 絶骨, 三陰交와 배합하여 下肢痲痹, 종아리와 발뒤꿈치의 腫痛을 치료한다.
- 至陰, 然谷, 通天과 배합하여 足跖熱을 치료한다.
- 懸鍾을 배합하면 雙足難移를 치료한다.
- 이 穴과 董氏奇穴의 四火中穴을 點子出血하면 高血壓, 心臟血管硬化, 急性胃痛, 急性腸胃炎, 胸部發悶, 肋膜炎, 肺氣腫을 치료한다.
- 腰扭傷, 轉筋, 筋急口噤, 足胻痛, 足痿足冷, 脘痛, 腸疝痛, 下痢, 咽痛, 膝股腫, 跗腫轉筋, 寒痿腫痛, 濕痺足下熱에도 사용한다.

豐隆(足陽明胃經 絡穴)

異名 : 없음.

穴名解說

이 혈은 氣分의 升降을 담당하는데 體에 있어서는 豫이고, 用에 있어서는 復이다. 地氣가 올라가서 구름이 되고, 天氣가 내려와서 비가 되는 것과 같다. 『廣雅·釋天』에서는 雲師를 豐隆이라 한다고 했다.

穴位와 取穴

무릎뼈 아래모서리부터 발목관절까지 길이의 중점에 해당하는 평행선상에서 정강뼈 앞쪽 모서리에서 바깥쪽으로 1.5寸 떨어진 곳으로 정강뼈와 종아리뼈 사이에서 取穴한다(犢鼻와 解谿를 이은 선의 중점. 條口 뒤로 약 1횡지 떨어진 곳).

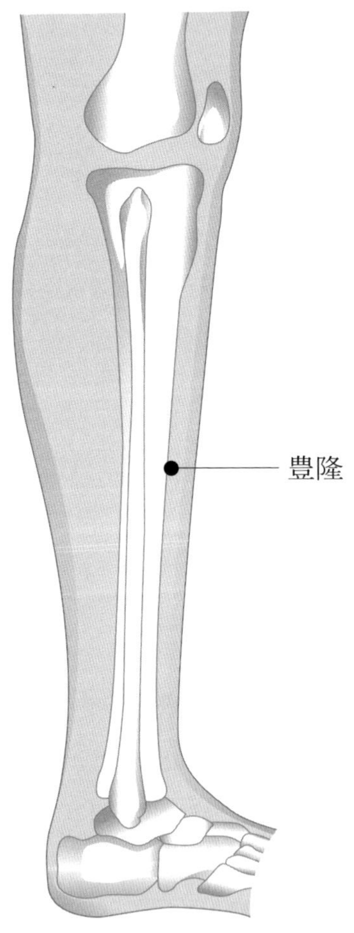
豊隆

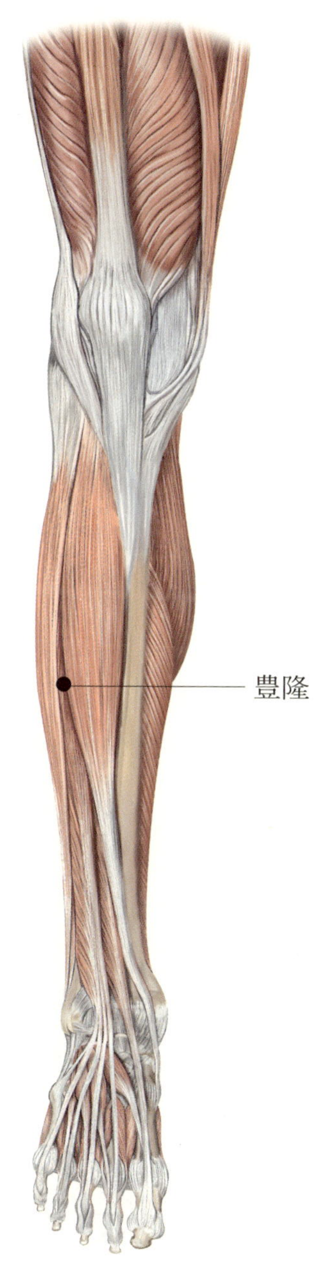
豊隆

鍼灸操作

- 刺鍼方向 : 밖에서 안으로 直刺.
- 刺鍼깊이 : 5分~1寸.
- 뜸 : 7~15壯. 溫灸 5~20분 정도.

穴性

和胃氣, 化痰濕, 淸神志.

主治

- 豊隆은 胃經의 絡穴로, 脾胃表裏를 통하게 한다. 脾胃는 生痰之源인데, 豊隆에는 淸降痰濁의 공능이 있어 治痰의 要穴이 된다. 옛 歌訣에, 이 穴을 "痰之會"라고 여겨 祛痰의 要穴로 삼았다. 또 속담에서는 "百病皆生於痰"이라는 말이 있다. 이 穴은 祛風化痰, 開竅安神의 기능이 있어 주치의 범위가 아주 넓은데, 痰濕으로 생기는 질병을 모두 치료할 수 있다. 가령 咳嗽, 氣喘(『肘後歌』), 高脂血 및 痰迷心竅 혹은 痰熱擾心으로 인한 癲癎狂이나 中風에 모두 효과적이다. 『甲乙經』에서 "喉痺猝喑, 實則癲狂"을 주관한다고 하였다. 『千金方』에서는 "主胸痛如刺"라고 하였다. 『鍼灸大成』에서는 "主胸痛如刺, 腹若刀切痛"이라고 하였다. 陽明經은 多氣多血한 經脈으로 이 穴은 通腑瀉熱, 活絡除濕한다. 게다가 脾胃는 肌肉을 주관하므로 이 穴은 肌肉의 風濕痛 치료에 효과적이다. 『會元鍼灸學』에서 말하기를 "豊隆者, 陽血取之而隆起, 化陰絡, 交

太陰, 有豊滿之象, 故各豊隆"이라고 하여, 豊隆이 氣分이나 血分의 實證을 모두 치료할 수 있다고 하였다.

- 鍼刺를 통하여 眼眶痛(양측), 落枕(건측), 肩關節周圍炎(건측), 下頜關節炎, 前額痛, 顔面痛, 顔面神經痲痺, 頸部, 胸部의 肌肉痛에 사용한다.
- 祛痰作用이 있어 咳嗽, 哮喘을 치료하고, 健脾和胃하여 각종 胃炎을 치료하며, 祛痰 安神志하여 癲癎狂이나 中風을 치료한다.
- 豊隆도 刺血의 要穴인데, 刺血해야 할 경우가 委中과 尺澤과 비교해서 오히려 더 많다. 속담에 "怪病必有瘀, 雜病必有瘀, 久病必有瘀, 難病必有瘀"라고 하였다. 때문에 豊隆은 活血化瘀하여 "久·難·怪·雜"의 병의 치료에 아주 효과적이다. 이 부위는 瘀筋이 잘 나타나므로 刺血에 적합하고, 小腿의 정면에 있어 시술도 편리하다. 이 穴은 "痰會"이고 또 刺血의 요혈로 活血祛痰하므로, 難證이나 雜證으로 의심되는 증상을 치료하는 제1 요혈이라 해도 과하지 않다. 豊隆을 刺血하여 心臟病, 肺臟病 및 앞에 서술한 각종 질병을 치료할 수 있을 뿐만 아니라, 몸 측면의 각종 병변인 偏頭痛, 耳痛, 肩臂痛, 肋骨痛, 側面(膽經)의 坐骨神經痛 및 足跗痛의 치료에도 매우 효과적이다.
- 瀉血을 통하여 冠狀動脈疾患, 哮喘, 急性腸胃炎, 頭痛, 耳痛, 三叉神經痛, 慢性鼻炎, 肩臂痛, 胸脹, 胸痛, 肋痛, 坐骨神經痛, 高血壓, 腦充血, 肩周炎을 치료한다.
- 이 穴은 또한 頭痛을 치료하며(『百證賦』), 임상에서는 風池, 神

門, 內關을 배합하여 頭痛, 頭暈, 失眠 등의 증상을 치료한다.

- 이 穴과 董氏奇穴의 四火外穴은 매우 가깝게 위치하는데, 豊隆 부근에 點子出血하면 高血壓 및 坐骨神經痛, 急性胃腸炎에 특효이고, 脇肋痛, 胸脹, 哮喘, 肩臂痛, 偏頭痛, 耳痛 등에도 뚜렷한 효과를 보인다.
- 氣逆, 喉痺卒瘖, 實則狂癲, 虛則足不收, 脛枯, 胸腹痛, 嘔吐, 便秘, 脚氣, 厥頭痛, 眩暈, 煩心, 面浮腫, 四肢腫, 身重, 經久閉, 忽大崩, 婦人心痛, 頭風喘嗽, 히스테리, 氣管支喘息, 慢性氣管支炎에도 사용한다.

陷谷(足陽明胃經 兪木穴)

異名 : 없음.

◎ 穴名解說

陷谷은 胃經의 兪木穴로서 둘째와 셋째발허리뼈 접합부의 움푹 파인 곳에 있는데, 아래로 움푹 내려간 모양이 마치 깊은 계곡(深谷)과 같아서 陷谷이라고 한다. 또 陷谷이라고 명명한 것이 經穴의 작용 때문이라고도 한다. 陷谷은 泄瀉를 치료하고, 胃下垂와 같은 下垂症을 치료할 수 있기 때문이다.

◎ 穴位와 取穴

둘째발허리발가락관절 뒤 內庭 위 2寸 되는 부위의 오목한 곳에서 取穴한다.

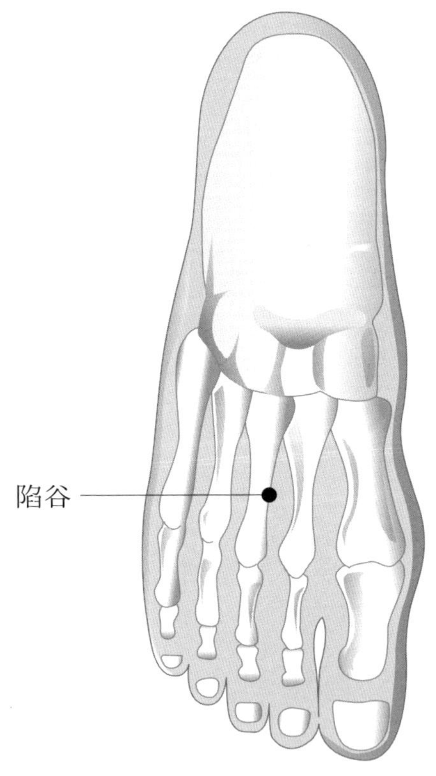
陷谷

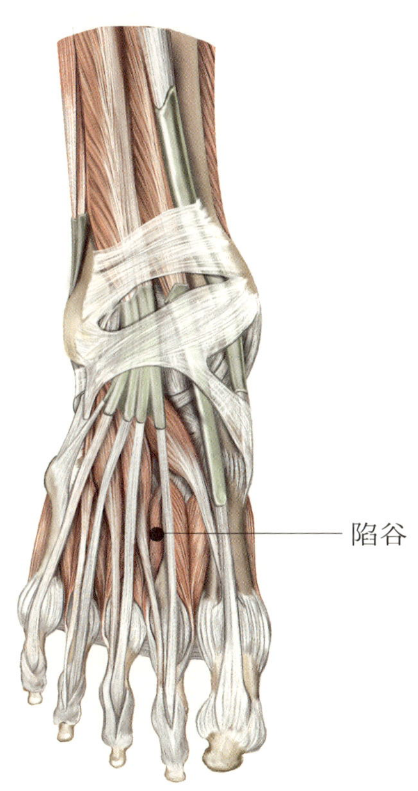
陷谷

鍼灸操作

- 刺鍼方向 : 침끝을 발중심을 향하여 斜刺.
- 刺鍼깊이 : 3~5分.
- 뜸 : 3~7壯. 溫灸 2~7분 정도.

主治

- 이 穴은 胃經(土)의 兪穴(木)로서 肝脾를 조리하여 肝脾(木土) 不和의 병을 치료한다. "兪主體重節痛"이라 하여 經絡이 지나는 부위가 무겁고 아픈 것을 치료하는 데, 모두 효과적이다. "滎兪外經"하므로 이 穴은 陽明經의 각종 疼痛 치료에 모두 효과적이다.
- 偏頭痛(太陽穴 부위의 偏頭痛, 건측)에 특효이다.
- 下脘과 배합하여 腹脹腸鳴을 치료한다(『百證賦』).
- 大腸兪, 太白, 公孫, 天樞와 배합하여 腹痛을 다스린다.
- 이 穴은 腹脹腹瀉에 효과가 좋고 鼻炎, 鼻塞에도 효과가 뛰어나다.
- 腹瀉(특히 痛症을 동반한 泄瀉), 腹脹, 胸肋滿, 面部浮腫, 上瞼下垂(혹 無力), 痛經, 鼠蹊部疼痛, 胃腸炎, 踝關節痛, 膝痛, 口緊, 月經痛, 眼筋無力, 顏面浮腫, 目赤痛, 腸鳴腹痛, 腹水, 盜汗, 足背腫痛, 發熱, 히스테리, 咳逆不止, 痎瘧少氣, 季肋支滿痛에도 사용한다.

內庭(足陽明胃經 滎水穴)

異名 : 없음.

穴名解說

胃經의 滎水穴로서 둘째 발가락 바깥쪽과 셋째 발가락 안쪽에서 발등으로 0.5寸 올라간 부위의 양 발가락 사이 가운데에 있다. 마치 정원 하나(一庭)가 안(內)에 수직으로 놓여있는 것 같아 內庭이라 한다. 子宮과 腹部疾患에 효과가 탁월한데, 子宮部位를 內庭이라고도 한다.

穴位와 取穴

두 번째 발가락과 중간 발가락 사이, 서로 교차되는 틈새에서 오목하게 패인 부위에 있다. 두 번째 발가락과 세 번째 발가락이 만나는 곳의 윗모서리에서 取穴한다.

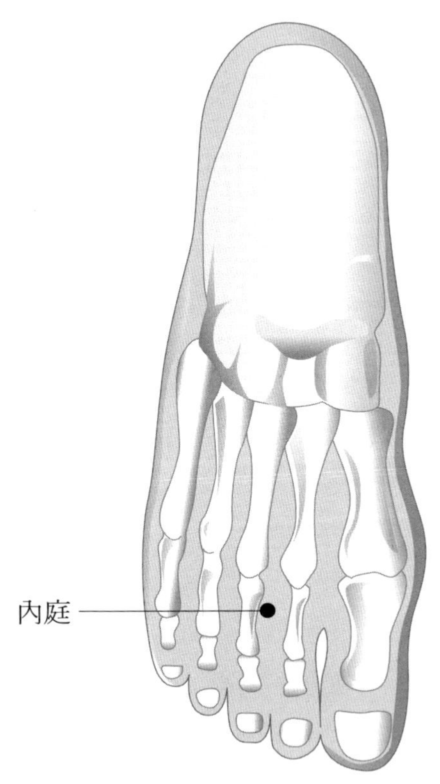
內庭

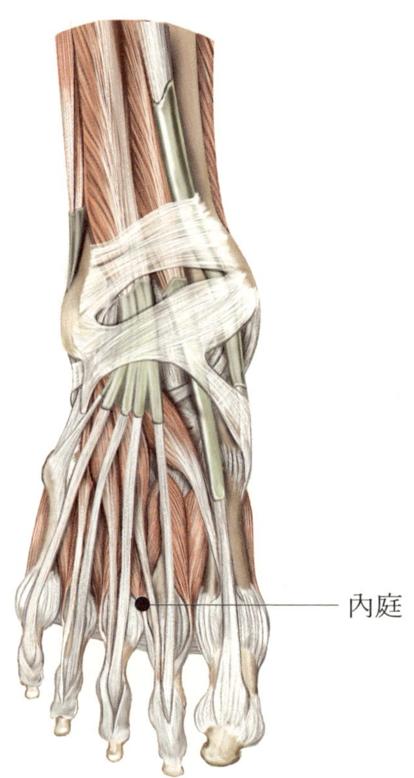
內庭

鍼灸操作

- 刺鍼方向 : 발등에서 발바닥 쪽으로 直刺.
- 刺鍼깊이 : 3~5分.
- 뜸 : 3~5壯. 溫灸 5~7분 정도.

穴性

通降胃氣, 和腸化滯.

主治

- 內庭은 淸胃腸濕熱, 理氣鎭痛의 작용이 있다. 濕熱鬱結로 인한 病에는 모두 효과적이고 曲池, 天椎와 배합하여 濕熱瀉痢를 다스린다.
- 이 穴은 小腹脹滿(『玉龍歌』, 『通玄持要賦』)을 다스리는데, 臨泣(『玉龍歌』) 혹은 三里, 三陰交(『大成治療總要應用』)와 배합하면 더욱 효과가 좋다.
- 合谷과 배합하면 寒瘧面腫 및 腸鳴을 다스린다(『天星秘訣』).
- 足三里와 배합하면 肚腹泄瀉의 모든 질환을 치료할 수 있고, 中脘을 더하면(『雜病穴法歌』) 癨亂을 다스릴 수 있다
- 僕參과 배합하면 兩足痿痲를 치료한다(『雜病穴法歌』).
- 三陰交와 배합하면 月經腹痛에 효과적이다.
- 曲池, 風市, 血海와 배합하면 風疹塊에도 효과가 좋다.
- 合谷과 배합하면 風火牙痛, 牙齦腫痛에 사용한다.
- 齒痛(환측), 難産, 臉腫, 小兒의 吐乳, 腫滿, 鼠蹊部痛症, 鼻

衄, 口喎, 口噤, 喉痺, 泄瀉, 赤白痢, 足背腫痛, 發熱, 히스테리, 食不化, 瘧不嗜食, 惡寒, 小便出血, 石蠱, 寒瘧面腫, 腸鳴, 癮疹, 耳鳴, 急慢性腸炎, 腸疝痛, 脚氣에도 사용한다.

注意

孕婦禁鍼.

公孫(足太陰脾經 絡穴, 八脈交會穴)

異名 : 없음.

穴名解說

公은 무리를 의미하며, 가지들이 한군데 모이는 것이다. 孫은 잇는 다는 것이며, 이치를 따른다는 의미도 있다. 가지가 실처럼 뻗어 나온 것과 같다. 이 혈은 足太陰脾經의 絡穴이며, 足陽明胃經과 서로 이어져 통한다. 치료 증상이 매우 많으며 다른 혈을 부가하여 사용하는 경우 또한 많다. 오직 이 혈을 먼저 취하는 것이 主가 되고, 이후에 다른 혈을 취하여 보조로 삼는다.

穴位와 取穴

엄지발가락 본절에서 뒤로 1寸 떨어진 위치(太白 뒤 1寸)에 있다. 取穴 시 발등뼈의 가장 높은 곳을 잡고, 안쪽 아래를 향해서 눌렀을 때 뼈 모서리의 오목한 곳에서 取穴한다. 강하게 누르면 발허리에 酸痲感이 느껴지는 곳에서 取穴한다.

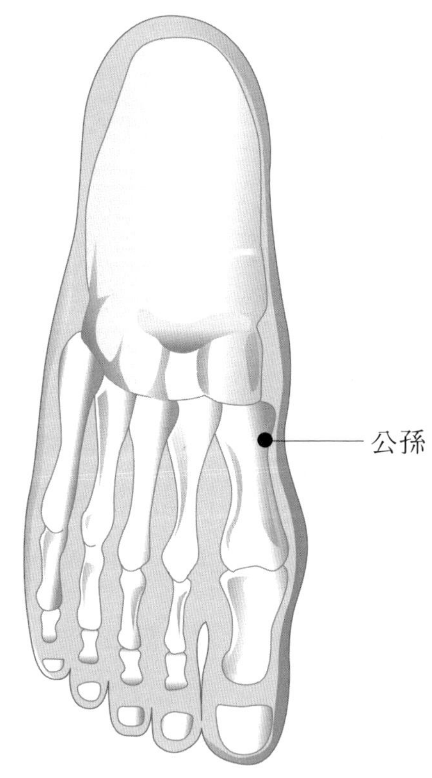
公孫

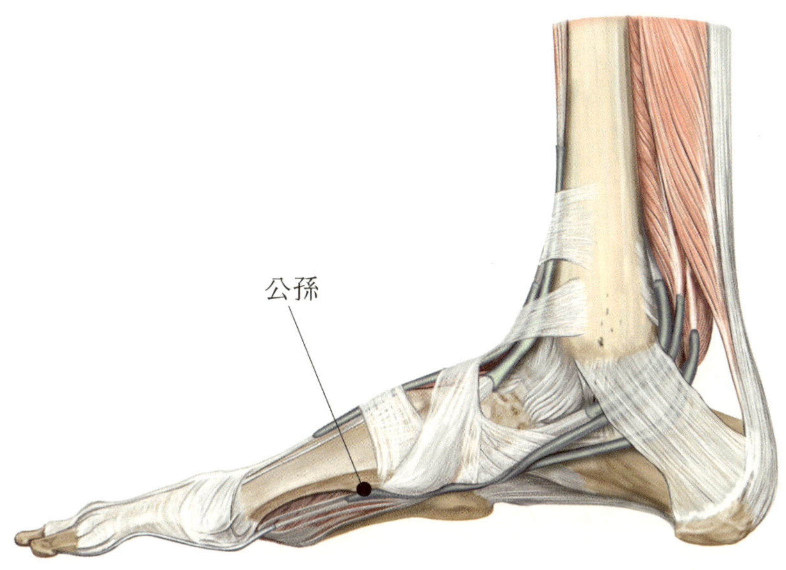
公孫

鍼灸操作

- 刺鍼方向 : 발 안쪽에서 바깥쪽을 향해서 斜刺.
- 刺鍼깊이 : 5分.
- 뜸 : 3壯. 溫灸 3~5분 정도.

鍼感

국소의 酸脹感.

穴性

扶脾胃, 理氣機, 調血海, 和中脈. (調理脾胃 작용이 있다.)

主治와 應用

- 公孫은 전신의 여러 질병을 모두 치료할 수 있고, 補脾와 補腎을 겸하는 要穴로서 平沖降逆할 수 있다.
- 이 穴은 八脈交會穴로써 衝脈으로 통하고 陰維脈과 心包經의 內關과 연계하여 지난다. 따라서 心胸胃腹의 疾病 및 疼痛을 다스리며, 효과가 매우 뛰어나다(『席弘賦』, 『雜病穴法歌』).
- 이 穴은 脾經의 絡穴로 脾胃表裏이니 胃病治療의 要穴이다. "脾絡實則腸中切痛"이므로 公孫을 瀉하고, 虛해서 생긴 鼓脹에는 公孫을 補한다.
- 眉稜骨, 鼻骨, 前頭部의 통증에 특효이고 止痛효과가 신속하다. 이는 顔面 및 前頭部가 陽明에 속하기 때문이다. 하나의 絡穴을 刺針하면 두 經의 병을 모두 치료할 수 있는 것이다.

- 이 穴에 瀉法을 사용하면 脾冷胃痛의 증상에 신속한 효과가 있고(『標幽賦』), 배꼽 아래의 병을 다스리는 데에는 攔截法을 쓴다(『蘭江賦』). ※ 주 : 胃心痛의 경우, 위로는 양쪽의 內關을 취하고, 아래로는 한쪽의 公孫을 취하는 것을 上担(양측은 負担)下截(攔截之意)이라 하고, 위로 한쪽의 內關, 아래로 양쪽의 公孫을 취하는 것을 上截蝦担이라 한다.
- 豊隆, 陽輔, 跗陽, 太衝 등과 배합하여 목아래부분 및 턱관절 수술 시 침술마취에 사용한다. 또한, 足三里, 合谷, 內關과 배합하면 소장절제시의 마취에 쓸 수 있다.
- 董氏의 火菊穴과 이 穴을 같이 쓰게 되면 손의 痲痹感, 高血壓, 腰痛에 사용한다.
- 현대연구에 의하면, 公孫에 刺針하면 胃 幽門의 움직임을 약하게 할 수 있고, 內關, 梁丘와 배합하면 위산분비를 억제한다.
- 임상에서는 公孫을 胃下垂에 쓰는데 효과가 좋다.
- 高血壓(양측), 手痲(양측), 脾胃와 胸腹의 각종병(急性胃痛, 胃下垂를 치료), 腸閉塞, 痛經, 嘔吐, 呃逆, 奔豚氣, 脾冷胃痛, 腰痛, 眉稜骨痛, 鼻骨痛, 手痲, 生理痛, 頸項扭轉不靈, 急性胃腸炎, 臍腹部絞痛, 癨不嗜食, 多寒熱汗出, 腸鳴切痛, 厥頭面腫起, 狂, 多飲, 不嗜臥, 鼓脹, 癨亂, 食不化, 足心熱或痛, 癇疾, 下腹部痙攣, 胃神經痛, 急慢性腸炎, 子宮內外膜炎에도 사용한다.

三陰交(足太陰脾經 交會穴, 回陽九鍼穴)

異名 : 承命, 太陰, 下三里.

穴名解說

이 穴이 足三陰經이 만나는 곳에 있으므로 三陰交라고 한다. 足太陰脾經, 足少陰腎經, 足厥陰肝經 세 경맥의 交會穴이다.

穴位와 取穴

발목 안쪽 복사뼈끝 위로 3寸 되는 부위에 있다. 안쪽복사 위로 약 4횡지(안쪽복사 정중심에서 위로 3寸)로 바깥으로는 懸鍾과 같은 높이이며, 바로 앉거나 누운 자세에서 정강뼈 뒷모서리에서 取穴한다.

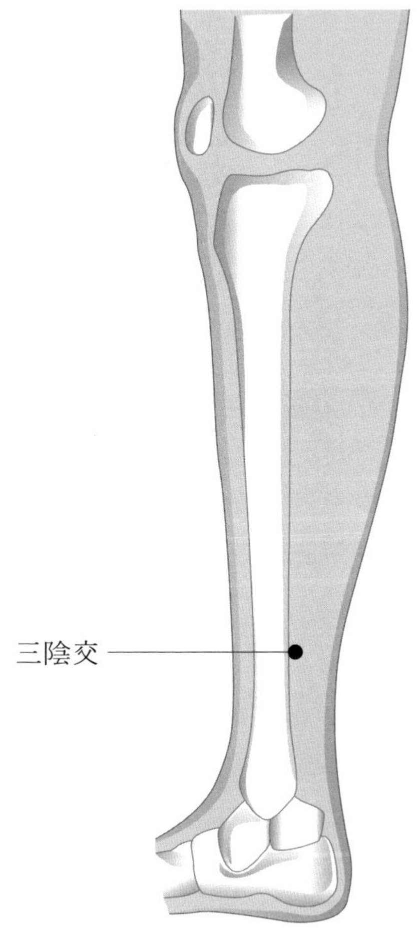
三陰交

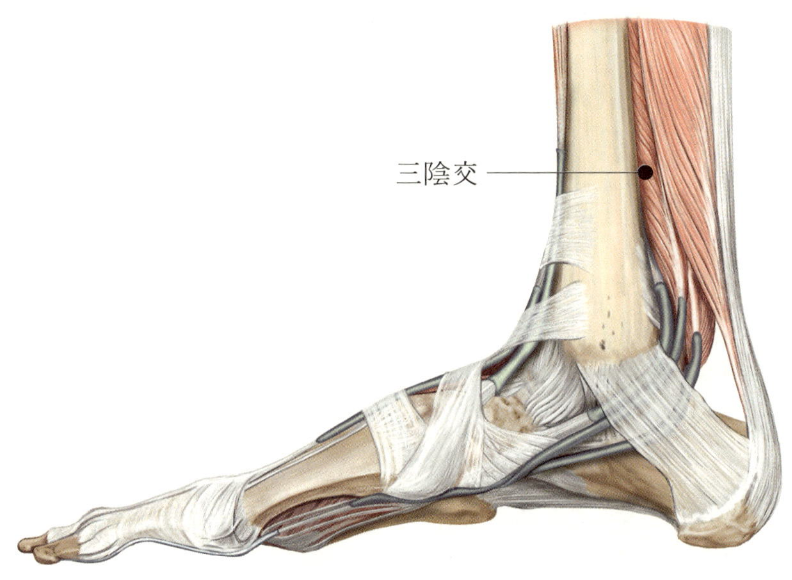
三陰交

鍼灸操作

- 刺鍼方向 : 종아리 안쪽에서 바깥쪽으로 直刺.
- 刺鍼깊이 : 3~5分.
- 뜸 : 3~7壯. 溫灸 10~30분 정도.

鍼感

국소의 痲脹感. 발바닥 혹은 무릎으로의 放散感.

穴性

補脾胃, 助運化, 通氣滯, 疏下焦, 調血室精宮, 通經活絡, 調和氣血.

主治와 應用

- 三陰交는 足太陰脾經, 足厥陰肝經, 足少陰腎經의 三陰經이 交會하는 곳으로 消化系統의 病症과 泌尿生殖系統의 病症에 사용되는 要穴이다. 三陰交는 健脾利濕, 補腎益氣, 舒肝活血理氣 등의 효능을 가지고 있다.
- 이 穴은 婦科의 제1요혈로서 婦人科 疾病 치료에 항상 응용된다.
- 腎臟病의 要穴로 糖尿病, 腎虧性弱(大敦과 배합하여 陽痿를, 腎關과 배합하여 早泄을 치료)에 사용한다.
- 皮膚病의 要穴로 사용한다.
- 한편, "脾統血, 肝藏血"하므로 三陰交는 血病의 要穴이 되기

도 한다. "治風宜治血, 血行風自滅"이라고 하였기 때문에 일부 風病에 대하여 아주 효과가 좋고, 또한 일부의 疼痛을 치료한다.

- 이 穴은 肝脾의 交會穴로 또한 疏肝理氣의 작용이 있기 때문에 氣滯 및 肝鬱로 인한 病變, 가령 梅核氣·콩팥산통·失眠 등을 치료한다. 뿐만 아니라 補腎하므로 腎虧 및 足根痛을 치료할 수 있다.
- 失眠(神門과 배합), 腰椎痛, 落枕(內關과 배합), 三叉神經痛(양측)에 사용한다.
- 承山과 배합하여 胸膈痞滿에 사용한다(『天星秘訣』).
- 中脘, 關元, 內關, 足三里와 배합하여 腹脹, 腹痛, 腹瀉에 사용한다.
- 內庭, 足三里와 배합하여 腹脹에 사용한다(『鍼灸大成治療總要』).
- 氣海와 배합하여 遺精白濁에 사용한다(『百證賦』).
- 腎兪, 膀胱兪, 關元과 배합하여 遺尿, 尿閉, 陽萎, 痛經에 사용한다.
- 委中(點子出血)과 배합하여 淋病, 陰莖痛에 사용한다.
- 膀胱兪(뜸)와 배합하여 淋病에 사용한다.
- 復溜(뜸)와 배합하여 男女夢與他人交而遺精에 사용한다.
- 關元과 배합하여 夜尿에 사용한다.
- 大敦, 足三里와 배합하여 疝氣偏墜에 사용한다.
- 太衝과 배합하여 縮陽에 사용한다.
- 血海, 氣海, 關元과 배합하여 月經不調에 사용한다.
- 氣海(뜸), 中極(뜸)과 배합하여 經閉 및 帶下淋瀝에 사용한다.

• 關元(뜸)과 배합하여 經後腹痛에 사용한다.
• 腎兪, 合谷과 배합하여 橫産에 사용한다.
• 關元, 中極과 배합하여 産後血暈에 사용한다.
• 合谷(補), 三陰交(瀉)의 배합으로 下胎시킨다(孕婦禁鍼).
• 曲池, 血海와 배합하여 皮膚病에 사용한다.
• 水分(뜸)과 배합하면 單腹脹을 치료한다.
• 接經取穴의 원리에 따라(『鍼灸經緯』) 神門, 內關과 배합하여 刺針하면 神經衰弱, 失眠치료의 要穴이다.
• 이 穴을 運化利尿를 돕는 공능이 있어, 足三里, 陰陵泉, 陽陵泉, 絶骨을 배합하면 脚氣 및 脚痛膝腫을 치료할 수 있다.
• 이 穴은 침술마취에 사용되는데, 足三里, 胆囊穴과 배합하면 담낭절제술과 common bile duct drainage 수술 시에 이용한다. 足三里, 太衝을 배합하면 비장절제술의 마취에 쓸 수 있다.
• 董氏의 人皇穴이 바로 이 穴로, 董師께서는 腎關, 地皇과 배합하여(『董氏正經奇穴學』) 陽萎, 早洩, 遺精, 滑經, 糖尿病, 小便出血, 小便蛋白質多, 腎臟炎, 腰椎痛, 頸項不適, 頭暈, 手痲及失眠, 夜裡多夢 등에 사용하였다.
• 足根痛, 陰莖痛, 淋病, 難産, 赤白帶下, 子宮內膜炎, 月經不調 및 閉經, 生理痛, 下腹膨脹, 失眠, 全身乏力, 脚氣, 腰椎痛, 頸項痛, 手痲, 小便出血, 腎臟炎, 中風後足內翻, 偏頭痛, 咽喉腫痛, 舌本强痛, 目視不明, 胰腺炎, 三叉神經痛, 脾胃虛弱, 心腹脹滿, 腸鳴溏泄, 痔疾, 不思飮食, 食不消化, 食後吐水, 脾病身重, 四肢不擧, 婦人癥瘕, 崩漏, 不孕, 姙娠胎動, 難産, 死胎, 産後惡露不行, 血暈, 夢遺失精, 小便

不利, 遺尿, 白濁, 疝痛, 足痿, 痹痛, 臁瘡, 小兒客忤, 手足逆冷, 濕痺, 髀中痺不得行, 膝內痛, 心悲, 癲疾, 喉痺, 肺脹痰嗽不得臥, 男女生殖器疾患, 子宮出血, 睾丸炎, 腸疝痛에도 사용한다.

注意

- 合谷(補), 三陰交(瀉)의 배합으로 下胎시킨다(孕婦禁鍼).

陰陵泉(足太陰脾經 合水穴)

異名 : 陰之陵泉.

穴名解說

陰陵泉은 脾經의 合水穴이다. 무릎 안쪽, 경골 내측 관절 융기 밑의 움푹 들어간 곳에 위치한다. 무릎이 솟아난 모양이 마치 언덕(陵)과 같다. 泉은 水源이다. 이 穴은 健脾하고 利濕하며 涌水하는 것이 샘(泉)과 같다. 또, 陰陵泉과 陽陵泉은 서로 대응하는데, 足內側에 있으며 陰에 속하고 이 穴이 利尿作用이 있어 水濕의 병증에 아주 효과가 좋으므로 陰陵泉이라 한다. 이 穴은 일반적으로 뜸을 뜨지 않는다. 脾臟은 土藏으로서 土中에 濕이 있어야 만물이 생장할 수 있다. 만약 뜸을 떠서 샘의 근원(泉源)을 태우게 되면, 土가 燥하게 되어 만물을 기를 수가 없다.

穴位와 取穴

무릎 아래 안쪽 슬개골 아래에 오목한 곳에 있다. 손가락으로 정강뼈 안쪽모서리를 따라 위로 올라갈 때 정강뼈가 구부러지는 곳 아래쪽에서 찾는데, 바로 앉아 다리를 내려뜨리고 取穴한다.

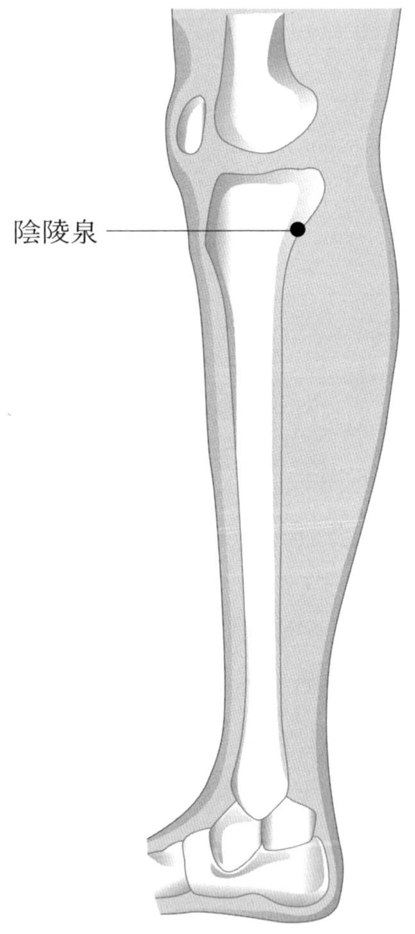
陰陵泉

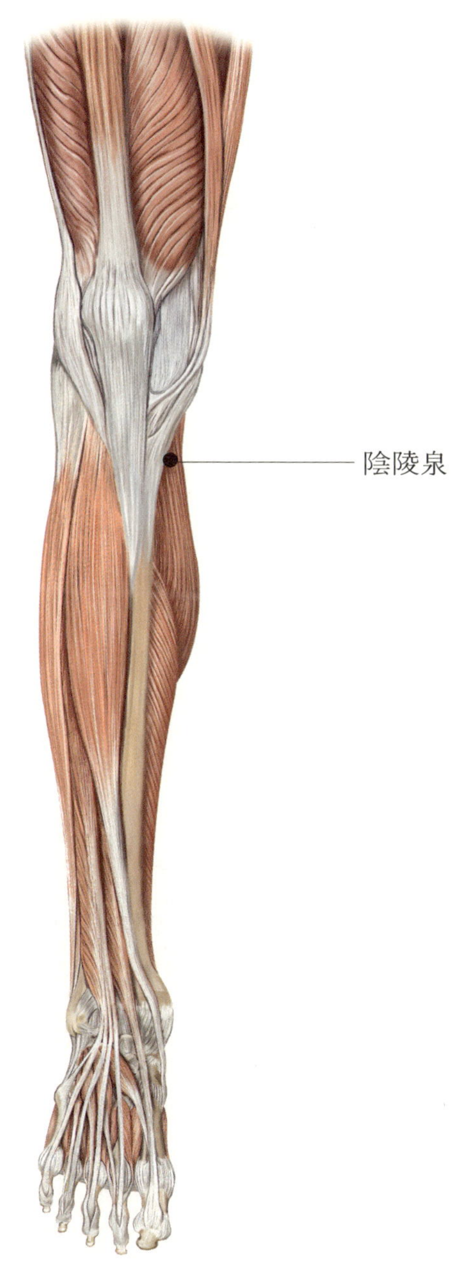
陰陵泉

鍼灸操作

- 刺鍼方向 : 종아리 안쪽을 따라서 바깥쪽을 향해 直刺.
- 刺鍼깊이 : 5分.
- 뜸 : 3壯, 溫灸 3~5분 정도.

鍼感

국소의 酸脹感이 아래로 뻗칠 수 있다.

穴性

運中焦, 化濕滯, 調膀胱, 祛風冷. (淸化濕熱, 通利二焦 작용이 있다.)

主治와 應用

- 陰陵泉은 脾經의 合水穴로, 脾經에는 본래 制水하는 공능이 있을 뿐만 아니라, 合水穴과 腎水는 同氣相求하므로(『鍼灸經緯』) 調整水液의 공능이 있어, 慢性腹泄 치료의 要穴이다. 또한 脾腎을 함께 補하여 治水(水腫 및 小便不利)의 要穴이 된다. "合治腑病"하므로 脾胃를 조리하는 작용이 아주 좋다. 또한, 같은 원리로 前頭痛 및 眉骨이나 鼻骨의 통증 효과가 뚜렷하다.
- 이 穴은 "合治逆氣而泄"하므로 "그득한 것(滿)"과 慢性泄瀉를 치료하는 要穴이 된다. 『席弘賦』는 心胸滿을 치료할 수 있다 하였고, 『醫宗金鑑』에서는 脇腹滿을 치료한다 하였다. 즉,

心腹胸脇의 滿에 모두 유효하다.

- 이 穴은 "疾高而內者 取之陰之陵泉"이라고 하여 肩關節 주위 炎症 및 慢性頭面病 치료에 효과가 좋다.
- 足三里와 배합하여 小便癃閉不通을 치료한다(『雜病穴法歌』).
- 水分과 배합하여 水腫盈臍(腹水)를 치료한다(『百證賦』).
- 足三里, 水分, 中極과 배합하여 癃閉 및 腹水를 치료한다.
- 陽陵泉, 大敦과 배합하여 遺尿, 小便不禁을 치료한다.
- 陽陵泉과 배합하거나, 三陰交, 絶骨과 배합하여 脚氣를 치료한다.
- 陽陵泉과 배합하여 膝蓋紅腫 鶴膝風을 치료한다(『玉龍歌』).
- 湧泉과 배합하여 小腸連臍痛을 치료한다.
- 董師의 天星穴이 이 穴로, 腎關穴과 배합하면 胃酸過多, 反胃 등을 치료하고, 復溜 혹 三陰交와 배합하면 腎臟炎, 糖尿病, 蛋白尿, 頭暈眼花, 腰痠背痛을 치료하며, 단독으로 써서 眉酸骨痛을 치료한다.
- 急性세균성 痢疾에는 陰陵泉부터 三陰交를 이은 선상에서 나타나는 壓通點에 刺針하면 특효이고, 曲池와 배합하면 더욱 효과가 좋다. 이는 "脾主濕"하고 "脾主泄瀉"하는 까닭이다.
- 曲池와 배합하여 急慢性 腹痛泄瀉(腹瀉)에 사용한다.
- 三陰交와 배합하여 糖尿病에 사용한다.
- 復溜와 배합하여 腎臟病變, 腎性水腫, 蛋白尿에 사용한다.
- 腎關과 배합하여 胃酸過多, 反胃에 사용한다.
- 足三里와 배합하여 小便不通, 小便癃閉에 사용한다.
- 胃酸過多, 反胃, 頭暈眼花, 腰酸背痛, 前頭痛, 泄瀉, 急性

細菌性痢疾, 小腿潰瘍, 腹中寒, 腹中氣脹, 洞泄不化, 嗜食, 腸中切痛, 脇下滿, 水腫腹堅, 小便不利或失禁, 寒熱, 陰痛, 遺精, 癨亂, 痺痛, 腰腿膝痛, 脚氣水腫, 疝瘕, 腎炎, 尿閉症, 腸炎에도 사용한다.

注意

不宜灸.

後谿(手太陽小腸經 兪木穴, 八脈交會穴)

異名 : 없음.

穴名解說

다섯째손허리손가락관절 뒤에 있는데 주먹을 쥐면 골짜기(峽谷)와 같은 모양이 나타나므로 後谿라고 한다. 안으로 督脈과 통하여 靈龜八穴 중의 하나이다.

穴位와 取穴

다섯째손허리손가락관절 뒤쪽 움푹 들어간 곳으로 주먹으로 쥐고 取穴한다.

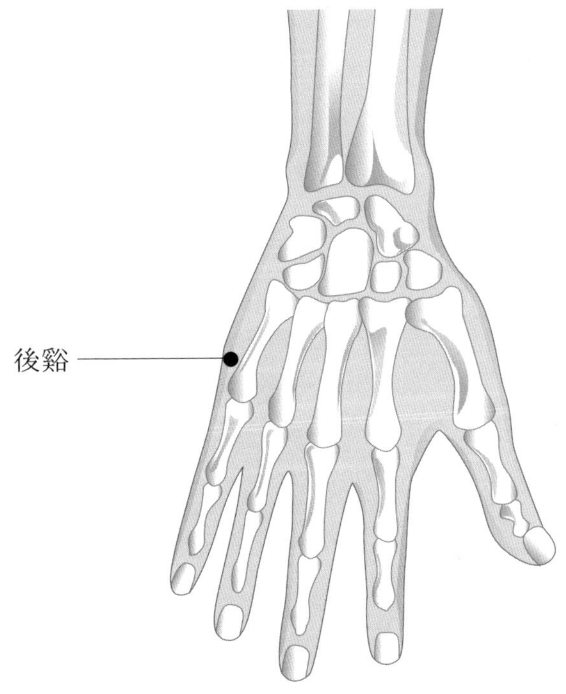
後谿

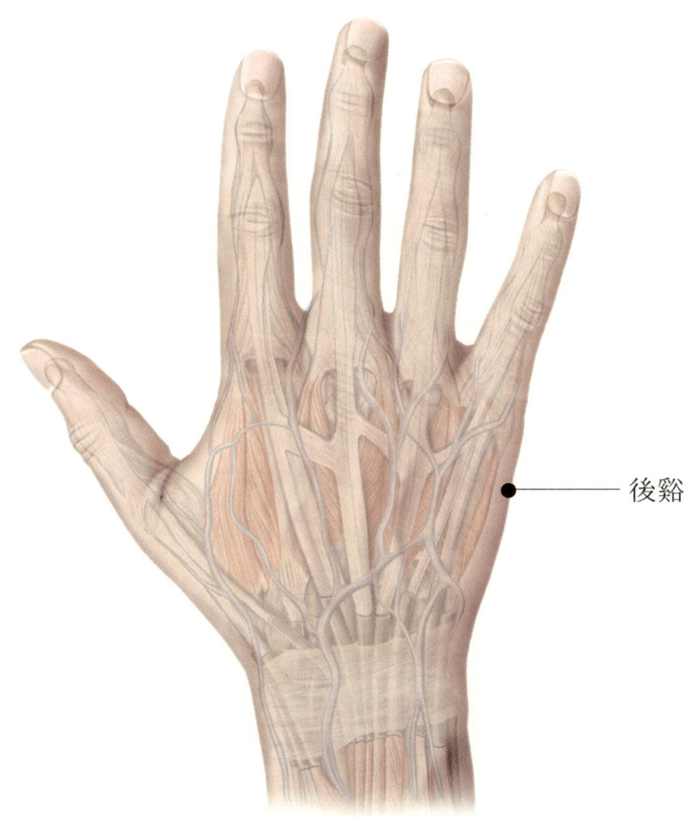
後谿

鍼灸操作

- 刺鍼方向 : 주먹쥔 자세에서 바깥쪽에서 안쪽으로 直刺.
- 刺鍼깊이 : 3~5分.
- 뜸 : 1~3壯. 溫灸 5~15분 정도.

鍼感

脹痲感이 대부분, 손가락으로 뻗치는 느낌.

穴性

清神志, 祛內熱, 通督脈, 固表分. (寧心安神, 清熱利濕 작용도 있다.)

主治와 應用

- 後谿는 小腸經의 兪穴로 木에 속하며 "兪主體重節痛"하고 "木主筋", "木主風"하기 때문에 止痛, 舒筋, 祛風의 작용이 있다.
- 이 穴은 八脈交會穴의 하나로, 督脈으로 통하고 陽蹻脈과 腎脈에서 交會한다. 督脈은 陽脈之海이고, 陽蹻脈은 一身左右之陽을 주관하므로 두 穴을 함께 쓰면 頭痛, 落枕, 目赤腫, 咽喉痛, 手足痲木拘攣, 背腰腿膝痛 등 많은 증상에 모두 유효하다. 督脈은 몸의 陽氣를 주관하는데, 腰痛이나 腰椎捻挫는 督脈의 陽氣가 막힌 것인데, 後谿에 刺針하면 통하게 하여 腰痛을 치료할 수 있다. 또 後谿는 督脈과 통하고 督脈은 腦

에 들어가 모든 陽을 통솔하기 때문에 이 穴은 腦病, 神志病 및 熱病, 瘧疾 등에 유효하다.

- 이 穴은 手太陽小腸經으로, 별도로 있는 1쌍의 支脈과 足太陽膀胱經이 相通하므로 太陽病傷寒의 "脈浮緊, 頭項强痛, 發熱惡寒, 身疼要痛, 無汗而喘"의 증상을 치료할 뿐 아니라 肺炎, 感冒 등도 치료할 수 있는데, 우선 三商에 點子出血하고 後谿에 刺針하면 효과가 더욱 좋다.
- 後谿는 督脈과 통하므로 다양한 神志病變에 효과가 뛰어나서, 癲癇이나 게처럼 옆으로 걷는 督脈失衡의 증상에도 효과가 신속하다. 癲癇치료의 要穴로(『蘭江賦』, 『勝玉歌』, 『通玄賦』, 『醫宗金鑑』), 神門, 鳩尾, 間使, 大椎, 百會 등의 穴과 배합하여 효과가 좋다.
- 瘧疾 治療의 要穴로(『玉龍歌』, 『玉龍賦』, 『醫宗金鑑』) 大椎, 間使와 배합하여 응용한다.
- 頭項强硬을 치료하는 要穴로(『通玄賦』) 承漿과 배합하면 효과가 좋다.
- 環跳와 배합하여 腿痛을 치료한다(『百證賦』).
- 勞宮과 배합하여 消渴黃疸을 치료한다.
- 陰郄과 배합하여 盜汗을 치료한다(『百證賦』).
- 風池, 百會, 太陽과 배합하여 頭痛頭暈을 치료한다.
- 腕骨과 배합하여 黃疸을 치료한다.
- 手腕痛 치료시 건측에 자침 후 환측에 腕骨을 刺鍼한다.
- 『靈樞·雜病篇』에 따르면 "項强不能回顧, 取手太陽, 不能俯仰, 取足太陽"이라 하였다. 임상에서 經項强硬하여 좌우로 고

개를 돌리지 못하는 증상이 있을 때 手太陽小腸經 兪穴인 後谿를 취하였고, 앞뒤로 구부리지 못할 때에는 足太陽膀胱經 兪穴인 束骨을 취하면 신속한 효과를 볼 수 있다. 전후좌우로 모두 움직임이 편안하지 못할 경우에는 束骨과 後谿를 배합하면 효과가 더욱 좋다.

- 手足太陽經의 通經관계에 따라, 後背疼痛에 後谿를 刺針하는 것도 효과가 좋다. 坐骨神經痛에 대해서도 신속한 효과를 보이고, 腕骨을 배합하여 跳馬鍼으로 쓰면 더욱 뚜렷한 효과를 보인다.
- 腿彎部(委中穴이 있는 오금 부위)의 緊硬에 이 穴을 刺針하면 緊張을 느슨하게 풀어주는 효과가 매우 뛰어나다.
- 督脈은 神經系統과 관계가 긴밀하므로, 多汗證에 後谿를 刺針하는 것도 효과가 좋다(양방에서 多汗症의 치료에 척추수술을 시행하는 것과 유사한 원리). 董氏의 木穴을 배합하여 手汗을 치료하면 효과가 뛰어나다.
- 督脈相通의 관계에 따라 脊椎病變을 치료하는데, 임상에서는 흔히 崑崙과 배합하여 쓴다. 단독으로 쓰면 腰椎痛, 急性腰椎捻挫에 효과가 좋다.
- 腰痛(건측), 閃腰로 결림(건측), 頸椎病(양측), 腰椎病(양측), 落枕(건측), 肩痛(건측), 背痛, 坐骨神經痛(건측), 腿彎痛(건측), 三叉神經痛(건측), 顔面神經振顫, 耳痛, 痓病, 驚厥, 癲癎, 히스테리, 蕁痲疹, 風濕, 肘臂頭項痓攣, 後頭痛, 肺疾患, 頭痛發熱脈浮緊, 身疼腰痛無汗而喘, 肺炎(뜸), 流行性感氣(뜸), 다래끼(뜸), 耳鳴, 顔面神經痲痺, 上肢痛, 手指攣急, 肩

周炎, 後背冷痛, 振寒寒熱, 目赤痛, 目翳, 眥爛, 耳鳴, 耳聾, 衄衄, 頸頷腫, 心痛煩滿, 痂疥, 小便赤黃, 項痛, 肘臂及五指攣急, 胃反, 熱病汗不出, 肋間神經痛, 神經衰弱, 盜汗, 精神分裂症, 頸項痙攣에 사용한다.

委中(足太陽膀胱經 合土穴, 四總穴)

異名 : 血郄, 郄中, 中郄, 委中央, 腿凹.

穴名解說

이 穴은 오금의 중앙에 있는데 구부려서 取穴하므로 委中이라고 한다.

穴位와 取穴

오금주름 가운데의 넙다리두갈래힘줄사이 動脈이 뛰는 곳의 오목한 곳에 있는데, 환자의 무릎을 굽히거나 엎드린 자세로 하여 取穴한다.

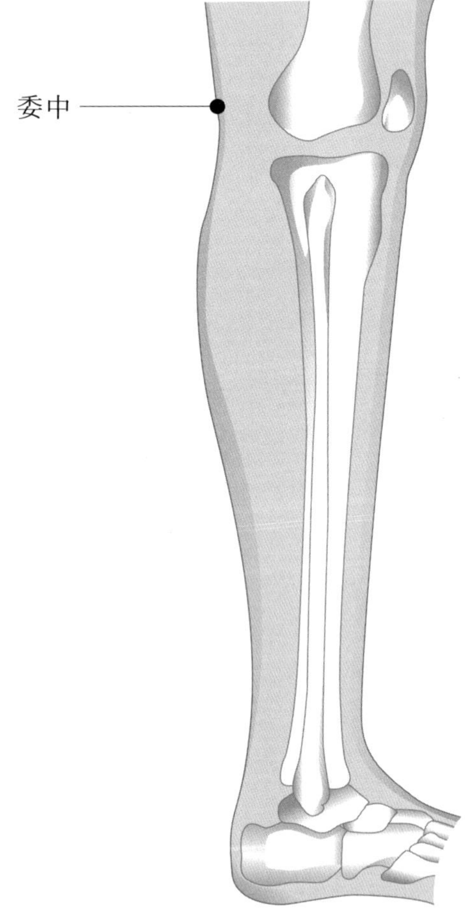
委中

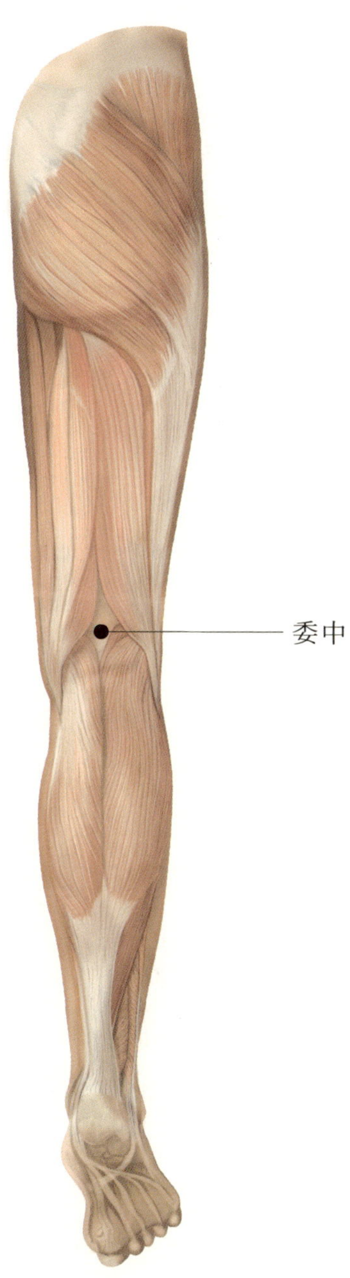
委中

鍼灸操作

- 刺鍼方向 : 뒤에서 앞으로 直刺.
- 刺鍼깊이 : 8分~1寸5分(얕은정맥을 신속 點子出血).
- 뜸 : 溫灸 5분 정도.

鍼感

脹, 痲感이 많고 발바닥으로의 放散感도 가능하다.

穴性

淸血泄熱, 舒筋通絡, 祛風濕, 利腰膝.

主治와 應用

- 委中은 膀胱經 合穴이며, 四總穴의 하나이다. 腰背病症을 치료하는 데 가장 흔하게 쓰이며 舒筋活絡, 强健腰腿, 泄暑熱, 止吐瀉 淸血毒의 작용이 있다.
- 委中은 血郄이 되는데, 郄穴은 急症을 치료한다. 이 穴을 찔러 피를 내면 여러 종류의 急症을 치료할 수 있기 때문에 刺血의 가장 중요한 要穴이 된다. 게다가 膀胱經은 少氣多血하므로 刺血에 적합하다. 모든 瘀血熱毒에 三稜鍼으로 委中을 點刺出血하면 모두 효과가 있다. 膀胱經이 지나는 부위의 심한 疼痛 및 오래된 疼痛에도 피를 내면 모두 큰 효과를 볼 수 있다.
- 이 穴이 다스리는 증상들은 모두 刺血을 위주로 할 때 효과가 현저하다. 氣喘, 심한 吐瀉에는 尺澤을 배합하여 피를 내면 효

과가 더욱 좋다.

- 역대 이론을 종합하면, 이 穴은 背連腰痛(『百證賦』), 腰痛(『雜病穴法歌』, 『席弘賦』), 腰脚痛(『通玄持要賦』), 腿股風(『玉龍歌』), 股膝筋攣(『醫宗金鑑』), 脚風(『肘後歌』)을 능히 치료할 수 있다 하였다. 즉, 背腰股腿膝脚部의 모든 질환에 유효한데, 點子出血하는 것이 매우 효과가 좋다.
- 腰椎捻挫에 특효이다. 소량만 點子出血시키더라도 증상이 가벼워지며, 혹은 1회 치료로 즉각 낫기도 한다.
- 이 穴은 膀胱熱을 끄는데, 땀이 나지 않는 모든 熱病, 小便困難, 脊强半折, 瘈瘲癲疾, 淋毒의 증상에 點子出血로 효과를 볼 수 있다. 膀胱經이 흐르는 頭項에서 腰背臀脚 부위까지의 疔瘡癰病 증상에 이 穴을 點子出血하면 특효이다.
- 崑崙이나 環跳와 배합하여 坐骨神經痛 치료에 가장 많이 쓰인다. 太陽經의 주향이 비교적 돌출되어 있고 少陽經의 주향이 함께하므로 豊隆 부근의 靑筋을 點子出血시키면 효과가 더욱 좋다.
- 腎兪, 關元兪, 環跳, 足三里, 三陰交와 배합하여 坐骨神經痛 및 下肢癱瘓, 小兒痲痺 後遺症 등을 치료한다.
- 이 穴은 項强 및 後頭痛에 點子出血해도 뚜렷한 효과를 보인다.
- 脚踝扭傷에 대해 이 穴을 點子出血하면 효과가 뚜렷하고, 脚踝痛에도 효과가 좋다.
- 尺澤(點子出血)과 배합하여 癨亂치료 최고의 민간치료법이며, 氣喘도 치료한다.

- 急性의 上部出血 증상에 이 穴을 點子出血하면 內臟 및 腰背腹腔 등의 鬱血을 치료하는 데 특효이고, 腦充血, 高血壓 증상에도 뛰어난 효과가 있다.
- 心膝을 배합하여 목 뒷덜미에서 뒷머리발제 부위까지의 瘡 및 牙疳을 치료한다.
- 足三里, 申脈과 배합하여 動脈硬化를 치료한다.
- 膈兪와 배합하여 丹毒을 치료한다.
- 董師께서는 이 穴을 痔瘡 치료에 쓰셨는데, 소량 點子出血만 시키더라도 즉각 증상이 경감되는 것을 느낄 수 있으며, 承山이나 董氏奇穴을 배합하여 수차례 치료하면 모두 나을 수 있다.
- 脚根痛, 脚踝痛, 뒷골이 무거운 것과 頸項痛, 頸椎 椎間板脫出, 腰椎 椎間板脫出, 脚跟의 骨刺, 기타 惡性의 毒病(性病惡瘡未潰), 下肢脹痛, 메니에르병, 鼻衄, 乳癰, 急性吐瀉(急性胃腸炎, 尺澤을 배합하면 더욱 좋음), 氣喘(尺澤을 배합), 脊强反折, 瘈瘲癲疾, 足熱厥逆, 小便赤澁, 發熱口渴, 急性吐瀉, 紅疫, 搭背, 疔毒, 項强, 髀樞 및 腿膝伴屈不利, 熱病汗不出, 癲疾反折, 遺溺, 小便難, 虛汗, 盜汗, 風濕痿痺, 中風昏迷, 半身不遂, 癨亂心腹絞痛, 太痲風, 瘧疾, 疔瘡, 發背, 風癎轉筋, 下牙痛, 咽喉各症, 中暑, 膝關節炎, 膀胱炎, 腓腸肌痙攣에도 사용한다.

注意

禁灸.

承山(足太陽膀胱經)

異名 : 腸山, 肉柱, 魚腹.

◎ 穴名解說

承筋의 볼록함을 산의 정상에 비유하면 이 혈은 산기슭의 좁은 계곡과 같고 산 정상의 기세가 아래로 내려오는 것을 이어받은 것과 같으므로 承山이라고 한다.

◎ 穴位

委中 아래 8寸 되는 부위의 장딴지근 사이에 있다. 똑바로 서서 양손을 들어 벽에 대고, 발뒤꿈치를 들어 발끝으로 섰을 때 장딴지근육 아래 "□" 무늬가 나타나는 아래에서 취혈한다. 혹은 환자를 엎드리게 하고, 다리를 곧게 펴서 발바닥을 위로 향하게 했을 때 장딴지에 나타나는 "□" 무늬 바로 아래에서 취혈한다.

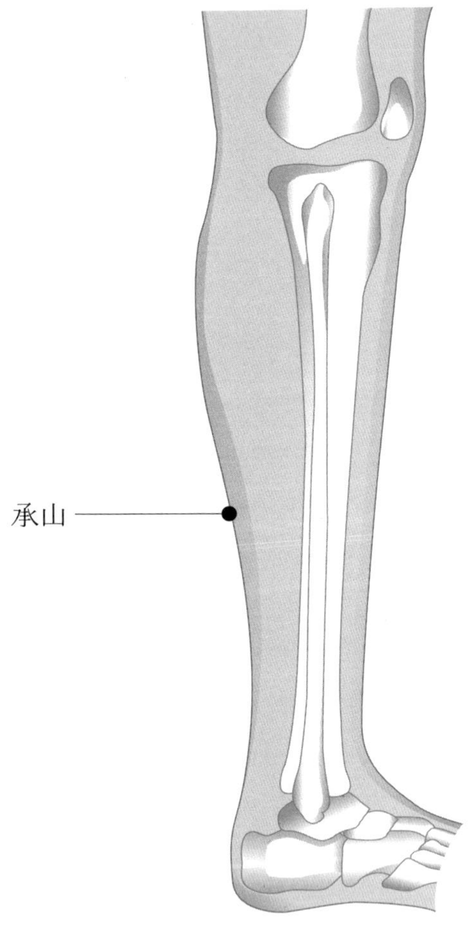
承山

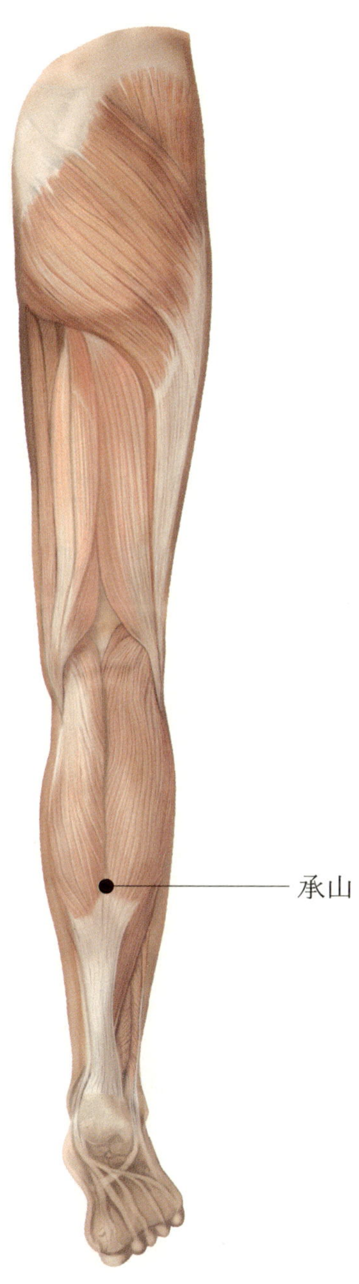
承山

鍼灸操作

- 刺鍼方向 : 뒤에서 앞으로 直刺.
- 刺鍼깊이 : 5~8分.
- 뜸 : 3~7壯. 溫灸 5~15분 정도.

鍼感

脹, 痲感이 대부분.

穴性

舒筋凉血, 和腸痔疾.

主治와 應用

- 承山은 舒筋活絡, 調理臟腑의 공능이 있어 轉筋(『勝玉歌』, 『靈光賦』, 『通玄持要賦』, 『醫宗金鑑』) 및 痔疾(『肘後歌』, 『百證賦』, 『靈光賦』, 『醫宗金鑑』) 치료에 많이 사용한다.
- 承山은 痔疾, 轉筋 및 跌打損傷을 치료하는데 특효이고, 背痛을 치료하는 효과도 크다. 病의 상태가 비교적 重하거나 오래 되었을 경우, 承山을 點子出血시키면 효과가 더욱 좋고, 오래된 고질병의 경우에도 금방 낫게 된다. 腰連背痛 및 坐骨神經痛의 치료에도 효과가 좋다. 장딴지근경련, 癨亂, 腰背神經痙攣에 사용한다.
- 轉筋을 치료함에는 然谷(『雜病穴法歌』) 혹은 照海와 배합한다.
- 痔疾의 치료에는 長强(『百證賦』, 『玉龍歌』) 혹은 二白을 배합

하여 쓸 수 있다.

- 血便에 먼저 委中을 放血하고 다시 孔最와 承山을 배합하여 사용한다. 刺血이 효과적이다.
- 각종 跌打損傷에는 阿是穴을 우선 刺針하고 난 후 承山을 刺針하여 疏氣導滯散於하면 신속하게 모두 나을 수 있다(『肘後歌』).
- 陰陵泉과 배합하면 心胸 및 胸膈痞滿을 치료하고 食慾을 증진시킬 수 있다(『席弘賦』, 『天星秘訣』).
- 長强, 承扶와 배합하면 肛門外腫脹, 疼痛, 搔痒感을 치료한다.
- 膀胱兪, 大腸兪와 배합하여 便秘를 치료한다.
- 三陰交와 배합하여 睾丸炎을 치료한다.
- 委中, 陽陵泉과 배합하여 腰背痛을 치료한다.
- 三陰交와 배합하여 脚跟痛을 치료한다.
- 腰扭傷에 특효(건측), 跌打損傷(먼저 承山을 찌르고 다시 對側의 痛點에 찌름), 抽筋, 轉筋, 經痛, 下肢發冷, 習慣性 便秘, 落枕, 後頭痛, 胃痙攣, 衄衄, 疝重, 咽喉痛, 大便難, 脚氣, 橫痃未潰爛, 癨亂轉筋, 踹似裂, 脚跟急痛, 足攣引少腹痛, 飮食不喜, 胸膈痞痛에도 사용한다.

崑崙(足太陽膀胱經 經火穴)

異名 : 下崑崙, 呂細.

穴名解說

崑崙은 足太陽의 經穴이다. 膀胱은 水府이다. 이 穴은 복사뼈 뒤에 있고 그 위치가 매우 높은데, 그 높이가 井滎兪原의 각 穴보다 더욱 높아서 산과 같으므로 이런 穴名을 지었다. 또, 古人들은 崑崙을 中國의 脊椎라고 생각하여 이 穴로 脊椎病을 치료할 수 있다고 보았다. 그래서 崑崙이라고 한다.

穴位와 取穴

바깥쪽 복사뼈 뒤로 5分 되는 곳으로, 발뒤축뼈 위의 움푹한 곳에 있다. 바로 앉아 발을 늘어뜨리고, 跗陽穴 아래를 만져서 발꿈치뼈 근처 가쪽복사와 발꿈치인대 사이 중앙의 오목한 곳에서 取穴한다.

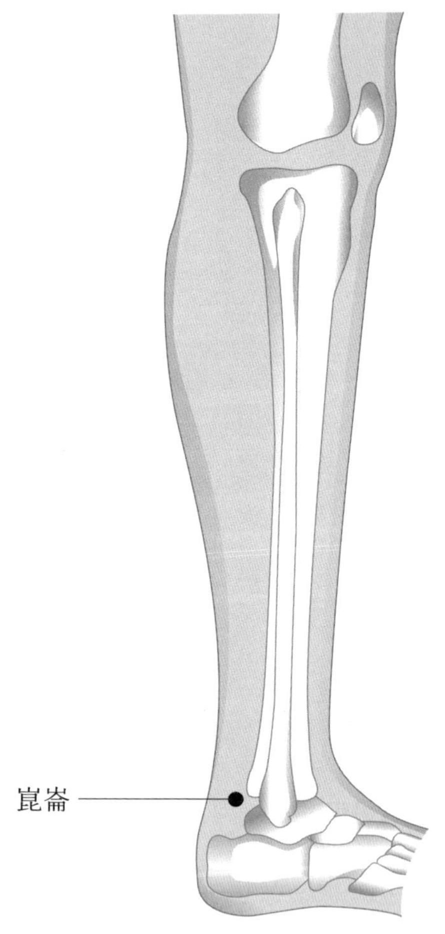
崑崙

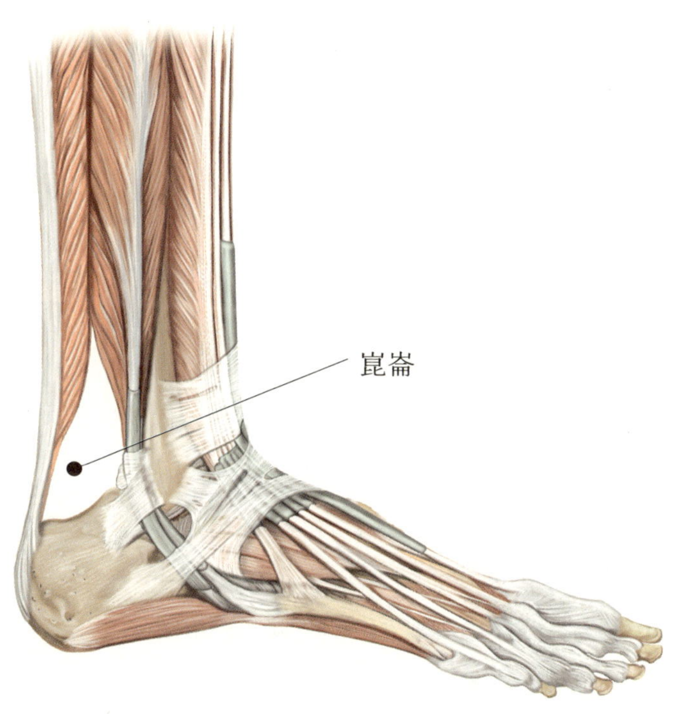
崑崙

鍼灸操作

- 刺鍼方向 : 침끝이 안쪽복사 앞모서리를 향하게 斜刺 한다.
- 刺鍼깊이 : 5分.
- 뜸 : 3~7壯. 溫灸 5~20분 정도.

穴性

祛太陽經邪, 頭痛項脊强直, 舒筋化濕, 健腰强腎.

主治와 應用

- 崑崙은 膀胱經의 經穴로 疏通經絡, 消腫止痛, 强健腰腿의 작용이 있다.
- 이 穴을 腿足紅腫, 脚腕痛(『玉龍歌』, 『通玄持要賦』) 및 脚踝痛(外踝脚根痛)에 모두 효과가 뛰어나고, 腿足腫을 치료함에 있어 申脈, 太谿과 배합한다.
- 이 穴을 脚氣, 定喘(『靈光賦』) 및 齒痛(『醫宗金鑑』)을 치료한다.
- 丘墟와 絶骨을 배합하여 脚筋痛을 치료한다.
- 太谿와 배합하여 오래된 膝痛을 치료한다(『肘後歌』).
- 承山과 배합하여 轉筋症을 치료한다(『席弘賦』).
- 委中과 배합하여 腰連背痛을 치료한다.
- 風市와 배합하여 坐骨神經痛을 치료한다.
- 百會, 風池, 合谷, 後谿, 申脈과 배합하여 癲癎, 頭痛을 치료한다.
- 小兒急驚風의 증상에는 崑崙과 太谿 사이의 큰 근육을 풀어

주고 百會에 뜸을 뜨면 痙攣을 멈추는 효과가 있다.

- 復溜, 太谿, 陷谷과 배합하면 五更泄을 치료하는 데 효과가 있다. 장결핵에 사용하기도 한다.
- 바깥 복숭아뼈 통증의 치료에는 懸鍾과 배합한다.
- 崑崙과 承山을 배합하면 太陽經이 주행하는 경로의 坐骨神經痛에 효과가 뚜렷하다. 양쪽 崑崙에 刺針하면 脊椎痛症에 효과가 좋다.
- 脊椎痛(양측, 특효), 脚腕痛, 下痢, 足踝跟腫痛, 腦膜炎(百會와 太谿를 配穴하여 拿法을 쓴다), 後頭痛, 頭痛項脊强直, 瘧疾, 癲疾, 鼽衄, 腹痛洞泄, 腰尻痛, 胸滿暴喘, 難産, 胞衣不下, 目眩, 脚如結, 踹如裂, 上齒痛, 嚏, 大便難, 小兒陰腫, 偏風, 小兒驚癎, 腰背神經痛, 坐骨神經痛, 膝踝關節炎, 脚氣, 神經性頭痛에도 사용한다.

注意

孕婦禁針.

湧泉(足少陰腎經 井木穴, 回陽九針穴)

異名 : 蹶心, 地衝, 地沖, 厥心, 地衢, 地府, 跟心.

穴名解說

湧泉은 足少陰腎經의 井穴이다. 腎臟에 眞水를 藏하고, 腎臟은 水를 주관한다. 만물은 水에서 생겨나는데, 穴을 샘물이 처음 나오는 곳에 비유한 것이다. 湧泉穴은 발바닥에 있으며 인체에서 제일 낮은 곳에 있다. 脈氣가 발바닥으로부터 나오는데 마치 땅에서 샘물이 솟아오르는 모양과 같아서 湧泉이라고 한다.

穴位와 取穴

발바닥 중심 오목한 곳으로 발밑에서 앞으로 3분의 1 되는 위치에 있다. 발바닥에서 둘째 발허리뼈 사이의 오목한 곳으로, 取穴시 발가락을 구부려 발바닥 중앙에 생기는 오목한 곳에서 찾는다.

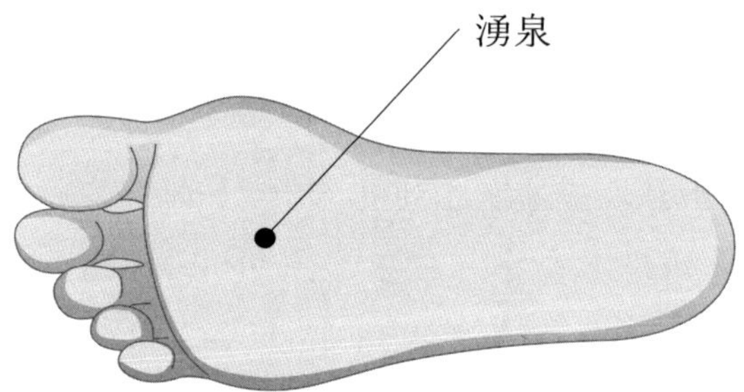
湧泉

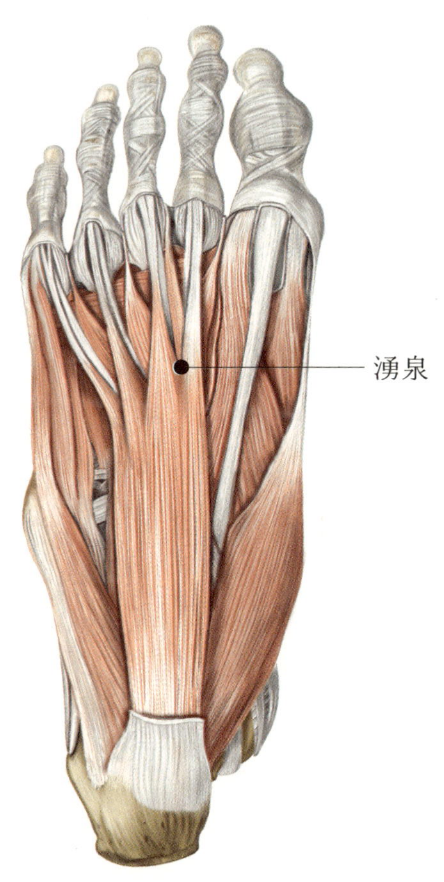
湧泉

鍼灸操作

- 刺鍼方向 : 발바닥 중앙에서 발등 쪽으로 直刺.
- 刺鍼깊이 : 3~5分.
- 뜸 : 3壯. 溫灸 5~15분 정도.

鍼感

국소의 脹痛感.

穴性

淸腎熱, 强陰火, 定神志, 蘇厥逆. (通關, 開竅, 安神, 鎭靜작용이 있다.)

主治

- 湧泉은 腎經의 井穴로, 回陽九鍼穴의 하나이다. 急救 및 鎭靜 작용이 뛰어나 각종 厥逆症狀(『百證賦』), 癎證(『席弘賦』), 小兒驚風(『雜病穴法歌』) 등의 치료에 상용한다. 癎證의 치료에는 鳩尾와, 小兒驚風의 치료에는 人中, 少商과 배합하면 더욱 효과가 좋다.
- 이 穴은 腎經의 木穴로서 肝木과 同氣相求하며, 足心에서 서로 對應하는 관계에 따라 頭頂痛의 치료에 가장 자주 사용된다(『肘後歌』, 『玉龍歌』). 頭頂痛은 厥陰頭痛이라고 지칭하는데 肝木의 病變으로 본다.
- 이 穴은 補水潤木하는 작용이 있어 肝腎을 동시에 調理하고,

去風 去寒 및 開竅 작용이 있다.

- 心痛不嗜食을 치료한다(『資生經』, 『外臺秘要』).
- 小腸부터 배꼽까지 이르는 疝證에 陰陵泉이나 陰交와 배합하여 치료한다(『席弘賦』, 『醫宗金鑑』, 『天星秘訣』).
- 至陽과 배합하여 胸滿身黃을 치료한다(『通玄持要賦』, 『肘後歌』).
- 行間과 배합하여 消渴腎竭을 치료한다(『百證賦』).
- 足心熱(『醫宗金鑑』) 및 陰虛潮熱(『玉龍歌』, 『玉龍賦』)을 치료한다.
- 婦人孕胎 및 男子蠱病을 치료한다(『資生經』, 『靈光賦』).
- 吳茱萸를 펴서 붙이면 血壓을 낮추고 陰虛潮熱 및 口舌生瘡을 치료할 수 있다(『本草綱目』).
- 마늘을 찧어 붙이면 코피가 멎지 않는 것을 고칠 수 있다.
- 附子를 찧어 붙이면 脚氣入腹/上氣喘急을 치료할 수 있다.
- 현대 실험연구에 의하면 동물의 출혈성 shock에 대해서 湧泉과 足三里를 刺針하면 呼吸이 뚜렷해지면서 돌아오고 血壓이 다시 오르는 효과를 보였다. 이러한 연유로 임상에서는 人中, 十宣, 足三里를 배합하여 shock, 昏厥, 抽搐 등을 치료한다. 사람에 대해서는 溺水暴厥의 치료에도 유효하다.
- 연구결과에 따르면 湧泉을 刺針하면 蛋白尿 수치를 낮추는 효과가 있다.
- 역대의 鍼灸家들은 顚頂痛을 치료하는 데에 湧泉을 위주로 刺針했다. 개인적으로는 束骨을 主穴로 하여 치료하여도 그 효과가 미치지 못하는 바가 없었다.

- 湧泉穴은 또한, 暈鍼의 긴급상태에 사용하면 효과가 좋고, 暈鍼이 일어났을 때 點子出血시키면 효과가 더욱 좋다.
- 半身不遂, 下肢關節不利, 失語症, 鼻衄, 血尿, 紫癜風, 通乳, 尿瀦留, 嬰兒不啼, 抽筋, 震顫, 腦外傷 後遺症, 昏睡不醒, 蛋白尿, 癲癇, 中風閉證, 狂症, 奔豚, 히스테리, 臟躁, 不射精症, 완고한 呃逆, 嘔吐, 黃膽症(熱痛·胸滿·口燥·發熱·煩渴·肝陽偏亢而眩暈을 동반), 心臟 弛緩, 血壓 上昇(舒張壓高), 抽搐痙攣, 陰虛陽躁不眠症, 性病, 產後乳汁不行, 頭眩眼黑, 目䀮䀮然無所見, 善恐, 善忘, 善怒, 喉痺, 咽腫, 舌乾, 喑不能言, 咳嗽唾血, 轉胞二便不利, 泄瀉, 疝氣, 陰痿, 水腫, 小兒驚風, 股內後廉痛, 足心熱, 五趾盡痛, 足部踐地, 腰痛, 煩心, 不嗜食, 咳而短氣, 足下凊至膝, 少腹中滿, 陰跳痛引篡中, 癃閉, 膝痛, 胸痛, 脇支滿, 肩背, 頭痛, 婦人無子, 霍亂轉筋, 脚氣腫, 風疹, 神經性頭痛, 腦出血, 小兒搐搦, Shock, 心筋炎에도 사용한다.

復溜(足少陰腎經 經金穴)

異名 : 昌陽, 伏白, 外命, 外名, 伏兪, 伏臼, 伏白.

◎ 穴名解說

補腎行水利尿의 효과가 있으므로 復溜라고 한다. 또 復는 돌아오다(返還)의 뜻이 있고, 溜는 흐른다(流)는 뜻이다. 足少陰의 脈이 根中에 들어가고, 다시 안쪽복사 뒤 2寸 되는 곳으로부터 이곳에 흐른다.

◎ 穴位와 取穴

太谿 위 2寸 되는 부위로, 손가락을 눌러보면 1쌍의 근육이 만져지는데 근육 뒤가 復溜이고, 앞쪽은 交信이다.

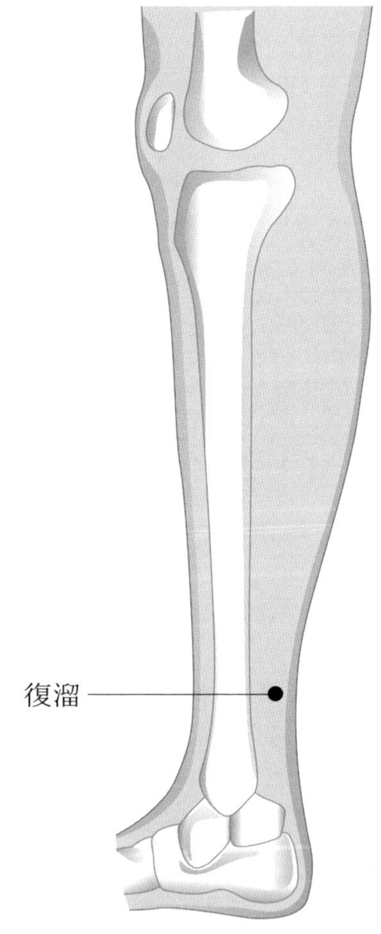
復溜

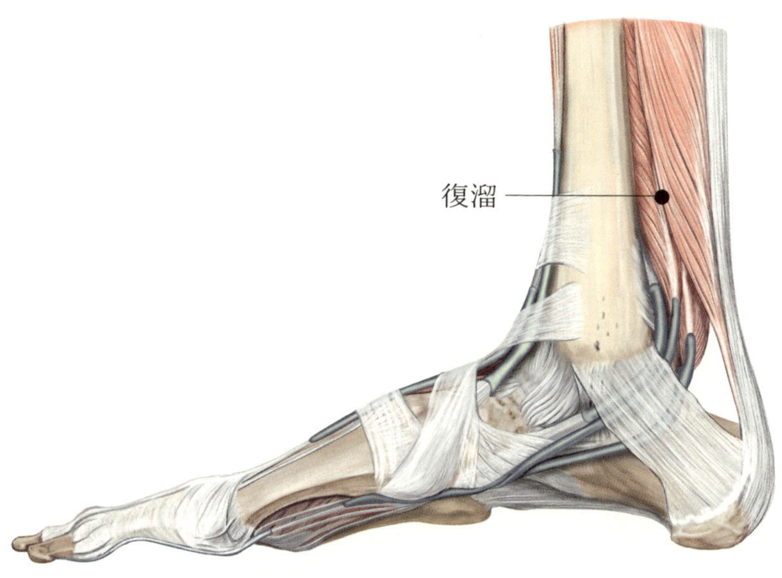
復溜

鍼灸操作

- 刺鍼方向 : 안쪽에서 바깥쪽으로 直刺.
- 刺鍼깊이 : 3~5分.
- 뜸 : 5~7壯. 溫灸 5~8분 정도.

鍼感

국소의 痲, 脹感. 혹은 발로 뻗치는 느낌.

穴性

疏調玄府, 利導膀胱, 祛濕消滯, 滋腎潤燥.

主治와 應用

- 復溜는 腎經의 經金穴로, 金生水하므로 本經의 母穴이다. 腎經의 虛症에 이 穴을 補한다.
- 復溜는 腎經의 經金穴로서 "經主喘咳寒熱"하고, 金은 肺와 皮毛와 相應한다. 따라서 이 穴은 無汗, 自汗, 多汗 및 盜汗을 치료할 수 있다(『醫宗金鑑』 및 『玉龍歌』에서 말하기를, 傷寒無汗을 치료한다 하였고, 『肘後歌』에서는 自汗을 치료한다 하였다). 임상에서는 後谿 및 合谷을 배합하면 효과가 더욱 좋다고 하였다.
- 이 穴은 肺의 母(金)穴로서 補腎溫陽利水하고 滋補腎陰하므로, 口乾, 遺精, 失眠, 眼病 등을 치료한다.
- 이 穴은 理氣補腎하므로 急性慢性 腰痛, 足根痛, 骨刺를 잘 치료한다.

- 閃腰疼痛, 慢性腰痛, 水痲, 眼科의 각종 病에 대한 要穴이다.
- 利水하여 水腫 및 寒飮을 치료한다.
- 骨刺의 必須穴이다.
- 回陽救急, 口乾, 腎虧로 인한 각종 病을 모두 치료한다.
- 이 穴은 回陽溫逆 작용이 있어서 少陰病의 四肢逆冷(『肘後歌』) 및 六脈沉逆(『玉龍賦』)을 치료한다.
- 이 穴은 腎經母穴로, 調水功能이 매우 강하여 水腫(『雜病穴法歌』, 『靈光賦』), 脚氣(『勝玉歌』)를 치료하는데 水腫의 치료에는 水分과 배합하여 응용한다.
- 이 穴은 腰痛의 치료에 사용하는데, 腎虛腰痛 외에도 挫閃腰痛에도 효과가 뛰어나다(『席弘賦』, 『太乙歌』, 『醫宗金鑑』). 임상에서는 後谿를 배합하면 효과가 더욱 뛰어나다. 혹은 太谿와 배합하여 사용한다.
- 이 穴과 董氏針法의 光明穴이 동일한데, 眼散光, 眼內障, 飛蚊症, 眼皮無力, 眼痛 등에 모두 효과적이다. 이는 아마도 復溜가 腎經母穴로 生水潤木하는 때문이다.
- 이 穴은 양 팔과 다리 끝의 痲木感에 특효이고, 임상에서는 腎關을 배합하여 쓰거나(董氏奇穴) 혹은 合谷을 主穴로 하여 손과 발가락의 痲木感을 치료하는 효과가 뛰어나다.
- 脚氣, 寒飮喘逆, 水腫, 眼皮不能睜閉, 脖頸痛, 手痲, 眼散光, 眼障, 五淋, 腸僻, 腸中雷鳴, 腹痛, 足痿, 骺寒, 傷寒六脈具無, 腹脹, 四肢腫, 血痔, 裏急後重, 鼻孔中痛, 目晾晾, 善怒多言, 舌捲不能言, 便膿血, 氣腰痛, 足跗上痛, 瘧熱少間寒, 狂仆, 腎炎, 睾丸炎, 淋病, 神經衰弱에도 사용한다.

內關(手厥陰心包經, 八脈交會穴)

異名 : 陰維.

穴名解說

『靈樞· 終始篇』에서 "陰血이 넘쳐 內關이 되고 ,內關이 되어 통하지 않으면 죽으니 치료할 수 없다."고 하였다. 증상으로서의 內關을 살펴볼 때 곧 內格이니 陰이 넘쳐 위로 범하는 증상이다. 대개 陰氣가 안에서 閉塞되며 바깥의 陽과 협조하지 못하게 되어 陰氣가 역행하여 위로 범하는 데에 이르게 되면서 흉중의 각 병이 된다. 이 혈로써 그것을 치료할 수 있으므로 內關이라고 한다.

穴位와 取穴

손바닥 뒤(大陵) 2寸 떨어진 곳의 두 근육 사이로 주먹을 쥔 상태로 손목을 굽혀 손목 위 2寸에서 取穴한다.

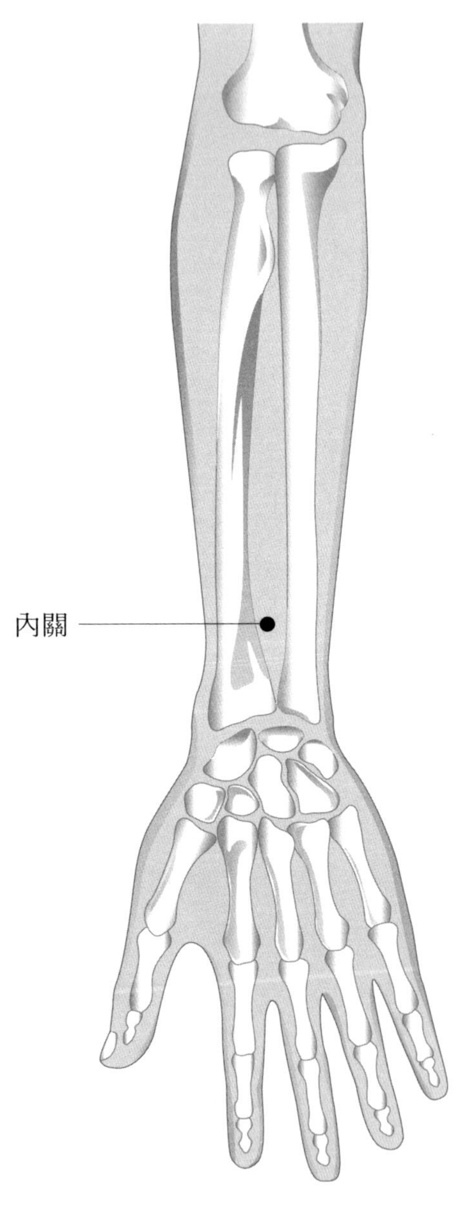
內關

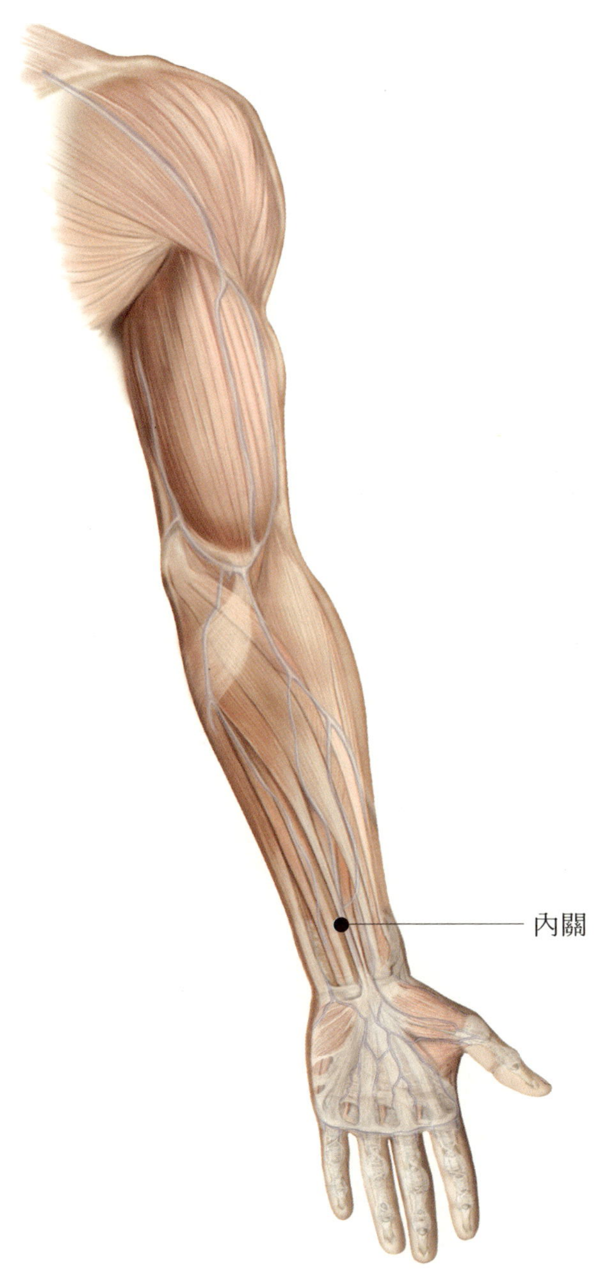
內關

◎ 鍼灸操作

- 刺鍼方向 : 손바닥에서 손등쪽으로 直刺.
- 刺鍼깊이 : 5~8分.
- 뜸 : 3~7壯. 溫灸 5~15분 정도.

◎ 鍼感

脹, 痲感이 대부분. 손가락이나 팔꿈치에서 겨드랑이까지 느낌이 퍼질 수 있다.

◎ 穴性

淸包絡, 疏三焦, 定神和胃, 寬胸利氣. (寧心安神, 鎭靜鎭痛, 理氣和胃)

◎ 主治

- 內關은 전신에서 제일 큰 輸穴로서 救急에 반드시 써야 할 穴이라고 말할 수 있다. 이 穴은 足陽明과 相通되어 두 臟器를 통하게 하여 氣血을 조절하는 작용이 아주 강해지므로, 暈厥이나 心臟衰弱 등의 急症에 모두 효과가 있다.
- 이 穴은 心包經의 絡穴로서 手少陽에 別走하여 三焦와 表裏관계를 맺어준다. 또 奇經八脈 交會穴의 하나로서 陰維脈과 통하여 醒腦開竅, 宣閉固脫, 寧心安神, 鎭靜止痛, 解鬱疏肝, 寬胸理氣, 化中降逆, 健脾止嘔의 효과가 있다. 主治症狀이 매우 많은데 心血管, 消化器系統, 精神神經 및 經絡順行

부위의 病變을 다스린다. 동시에 五臟의 氣機功能이 逆亂한 病變을 조정하는 작용이 있다. 또한, 理氣의 要穴로 散滯解鬱하고, 血脈病의 要穴로서 血壓과 血脂를 조절해준다.

- 心包經의 絡穴로 實則心暴痛, 虛則頭項强이므로 落枕 등의 증상에 유효하다. 또한 强心작용이 강하여 足三里와 배합하면 기침을 멎게 하고, 人中, 百會, 足三里와 배합하면 暈厥, Shock을 치료할 수 있다.
- 이 穴은 八脈交會穴의 하나로, 陰維脈과 통한다. 心胸位部에서 公孫과 배합하여 衝脈과 交會하고, 이로 인해 양 穴을 배합하면 胸腹部의 모든 증상을 치료한다. 胃痛, 腹痛에 치료효과가 매우 크다(『席弘賦』, 『標幽賦』, 『玉龍歌』).
- 이 穴은 胸悶, 心胸痛을 치료하는 효과가 뛰어나고(『標幽賦』, 『醫宗金鑑』), 建里를 배합하여 응용할 수 있으며(『百證賦』), 경험에 따르면 間使를 배합하여 跳馬鍼으로 사용하면 효과가 매우 좋았다(冠狀動脈硬化症, 狹心症, 不整脈, 心臟性風濕病, 心悸亢進, 胸悶에 사용한다).
- 三陰交와 배합하면 胞衣를 내릴 수 있다(『雜病穴法歌』).
- 足三里와 배합하여 呃逆을 치료하며, 天突을 배합하면 더욱 효과가 좋다.
- 各種 胃病에 公孫과 배합하여 사용한다.
- 痰火, 積塊, 虛煩, 潮熱의 증상을 치료하는데 三陰交과 배합하여 사용한다(『雜病穴法歌』). 대개 內關은 淸上하고 三陰交는 滋下한다고 하였는데 이 둘의 작용이 합쳐져 骨蒸, 盜汗, 咳嗽, 失血, 夢遺에 모두 효과가 좋다.

• 心兪, 厥陰兪를 배합하면 心絞痛, 心悸를 치료한다.
• 혈관 박동이 극렬하여 나타나는 血管性 頭痛에도 효과가 좋다.
• 이 穴은 順氣작용이 강하여 胸部滿悶, 腹脹, 呃逆, 氣喘, 下胞衣 등의 증상에 모두 효과적이다.
• 경험에 따르면 각종 氣病을 치료할 때에 內關에 捻轉하면서 환자로 하여금 심호흡을 하게 하면 효과가 더욱 커진다.
• 이 穴은 膝痛을 치료하는 데에도 효과가 극히 좋다. 이는 包絡과 상통하는데 胃經이 膝眼(犢鼻)을 지나는 것과 관계 깊다. 또 膝痛은 혈액순환과 밀접히 관련되어 있으며 心臟에 이상이 있으면 무릎이 쉽게 아프다. 董師가 "火" 혹 "心"으로 명명한 穴位는 모두 膝痛을 치료한다. 膝痛을 치료할 때 대개의 경우 무릎 부근의 穴位, 즉 陽陵泉, 陰陵泉, 鶴頂, 足三里 등을 위주로 하는데, 內關으로 膝痛을 치료하면 치료효과가 현저히 빨라진다.
• 經絡관계에 따라 이 穴은 中指痛症, 中指痲木感에도 효과가 좋다.
• 현대연구에 의하며, 內關과 素髎를 刺針하면 shock 환자의 血壓을 올릴 수 있고 30분 이내에 血壓이 올라간다. 30분~6시간 정도면 血壓이 완전히 안정된다.
• 현대연구에 의하면, 內關과 合谷을 刺針하면 鎭痛작용이 있어서 통증 범위를 제한시킨다.
• 현대연구에 의하면, 內關은 刺針하면 심장박동이 너무 빠른 경우에는 완만하게 해주는 효과가 있고, 박동이 너무 느린 경우에는 빠르게 하는 작용이 있다.

- 현대연구에 의하면, 실험적 방실전도 억제의 조건과 중증의 부정맥 조건에서 內關을 刺針하면 증상을 개선시키거나 완전히 낫게 하는 효과가 있다.
- 현대연구에 의하면, 內關, 足三里를 刺針하면 血壓下降의 효과가 있다.
- 中指痲木, 落枕, 大腿內側痛, 定喘, 惡阻, 腹痛, 멀미, 腰椎捻挫, 血管性 頭痛, 過敏性 反應, 急性乳腺炎, 咽喉腫痛, 原發性痛經, 肋痛, 히스테리, 鬱症, 强心定喘, 眩暈, 메니에르 증후군, 骨蒸, 盜汗, 瘧疾, 咳嗽, 胸痛, 胃痛, 嘔吐, 呃逆(橫隔膜 筋痙攣), 失血, 生理痛, 夢遺, 中指痲木疼痛, 大腿痛, 氣短, 胸部閃挫, 肋間神經痛, 肋軟骨炎, 失眠, 憂鬱症, 精神分裂症, 高血壓, 高山病, 舌伸不縮, 胸悶, 胸痛, 虛煩, 心惕惕, 癲狂, 五癎, 翻胃嘔吐, 脾胃不和, 胸肋諸疾, 發熱無汗, 黃疸, 肘臂腕痛, 面赤熱, 目睆睆, 目赤, 腋腫支滿, 臟腑虛寒, 脫肛不收, 健忘錯亂, 痞塊食癥, 中風, 臟毒便血, 心筋炎, 心臟內外膜炎, 胃潰瘍, 胃神經痛, 肘臂神經痛에도 사용한다.

液門(手少陽三焦經 滎水穴)

異名 : 腋門, 液門.

穴名解說

液門은 三焦經의 滎穴로 水에 속한다. 門은 출입하는 곳이다. 三焦는 決瀆之官으로 水道가 出焉하는 곳이다. 水의 精을 液이라 한다. 水氣가 출입하는 門戶이므로 液門이라 한다. 行水袪濕의 효과가 있어 風濕에 효과가 좋다. 혈액순환 촉진에 큰 도움이 되며 피로회복에도 탁월한 효과가 있다.

穴位와 取穴

液門穴은 넷째와 다섯째손가락이 만나는 곳에 있다. 주먹을 쥐고 小筋의 앞 오목하게 들어간 곳으로 환자의 주먹을 쥔 채 取穴한다.

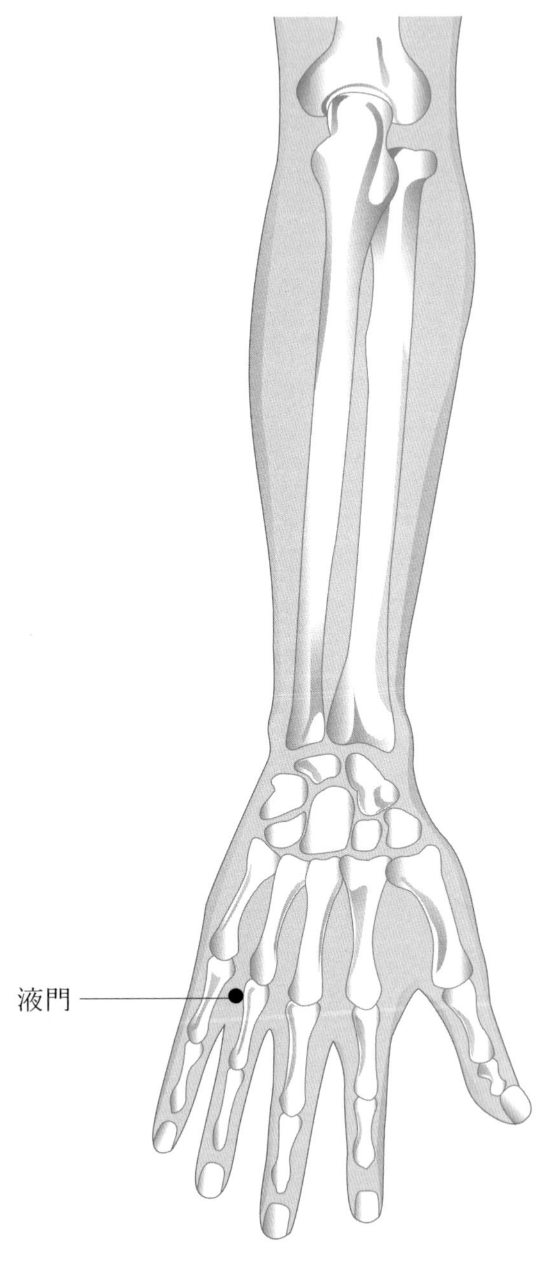
液門

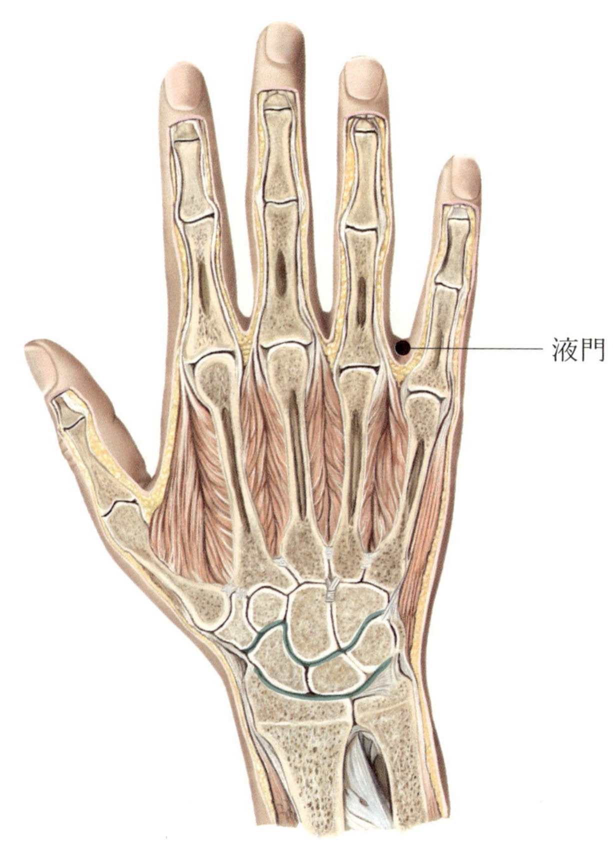
液門

鍼灸操作

- 刺鍼方向 : 위에서 아래로 直刺.
- 刺鍼깊이 : 2~3分.
- 뜸 : 3壯, 溫灸 5~10분 정도.

主治와 應用

- 『金鍼梅花時鈔』에서는 液門을 "一鍼四透古來稀"라고 하여, 사실상 4개의 腧穴을 投刺할 수 있는데, 液門에서 鍼을 찌르면 中渚, 後谿, 少府까지 透刺할 수 있고 깊이 刺鍼하면 腕骨도 통과할 수 있다. 이는 董氏奇穴의 中白, 下白도 포괄하는 것으로, 결국 여섯 개 輸穴의 효과가 모두 그 속에 섞여 들어가 있다. 鍼을 찌를 때에는 근육 아래 뼈에 붙여서 밀어 넣는데, 鍼을 中渚, 腕骨 등 氣가 많은 곳에 도달시킨다.
- 이 穴은 筋, 骨, 肉을 모두 치료할 수 있고, 風寒濕이나 脾肝腎과 관련된 疾患도 치료할 수 있다.
- 이 穴은 三焦經의 滎水穴인데, 三焦는 腎間動氣 및 免疫기능과 관계있고, "滎兪主外經"이라 하였으니 感氣를 치료하는데 효과가 극히 좋다. 補腎 작용 또한 매우 좋다.
- 이 穴은 三焦經의 滎穴로, 滎主身熱하므로 三焦經의 熱症을 다스릴 수 있다. 上中焦에 갇힌 熱을 빼내므로 五官咽喉疾患에 효과가 좋다(『醫宗金鑑』, 『百證賦』). 喉, 耳, 齒齦 疾患에 효과가 있다(五官病의 要穴, 喉痛에 효과 좋다. 耳鳴, 中耳炎, 上中焦에 熱이 쌓인 증상에 사용한다).

- 눈꺼풀이 무겁고 눈을 크게 뜨지 못하는 병(眼皮酸重, 眼瞼下垂)을 치료한다. 眼皮沉重의 증상에 상용하는데 疲勞로 인한 단순한 증상일 경우에는 液門만으로도 즉효를 보지만, 병증이 비교적 重할 경우에는 公孫과 같이 刺針한다.
- 魚際와 배합하여 喉痛을 다스리는 데 특효이다(『百證賦』).
- 液門을 點子出血하면 手臂紅腫을 치료할 수 있고(『醫宗金鑑』), 中渚와 배합하면 효과가 더욱 좋다. 心臟風濕病에도 中渚와 배합한다.
- 感氣(感冒) 치료에 효과적이다.
- 大陵, 間使, 合谷, 後谿와 배합하여 精神病을 다스린다.
- 大腿酸脹, 疼痛을 해소할 때 효과적이다.
- 眼皮沉重과 大腿酸脹의 疲勞感을 해소하는데 특효이다.
- 肩痛(환측), 大腿疼痛(건측), 각종 頭痛, 頸部의 捻挫, 落枕, 腰痛, 胸肋痛, 蕁痲疹, 皮膚瘙痒, 惡心嘔吐, 偏癱患肢腫脹, 中惡卒倒失神(上焦·中焦壅熱로 인한 頭面五官疾患에 특효), 心悸, 大腿痛, 瘧疾寒熱, 手背痛, 善驚妄言, 面赤泪出, 咽腫, 熱病汗不出, 頭項痛, 呼吸氣短, 目澁, 目赤, 風寒熱에도 사용한다.

中渚(手少陽三焦經 兪木穴)

異名 : 下都.

◎ 穴名解說

中渚는 三焦經의 兪穴로서 木에 속하며 手少陽이 注하는 곳이다. 三焦水道는 江과 비슷하다. 이 穴은 넷째와 다섯째손가락 中央에 있는데, 강 가운데의 작은 섬(渚)과 같아서 中渚라고 한다.

◎ 穴位와 取穴

넷째와 다섯째손허리손가락관절 뒤 움푹한 곳으로 환자의 주먹을 쥐게 한 채 取穴한다.

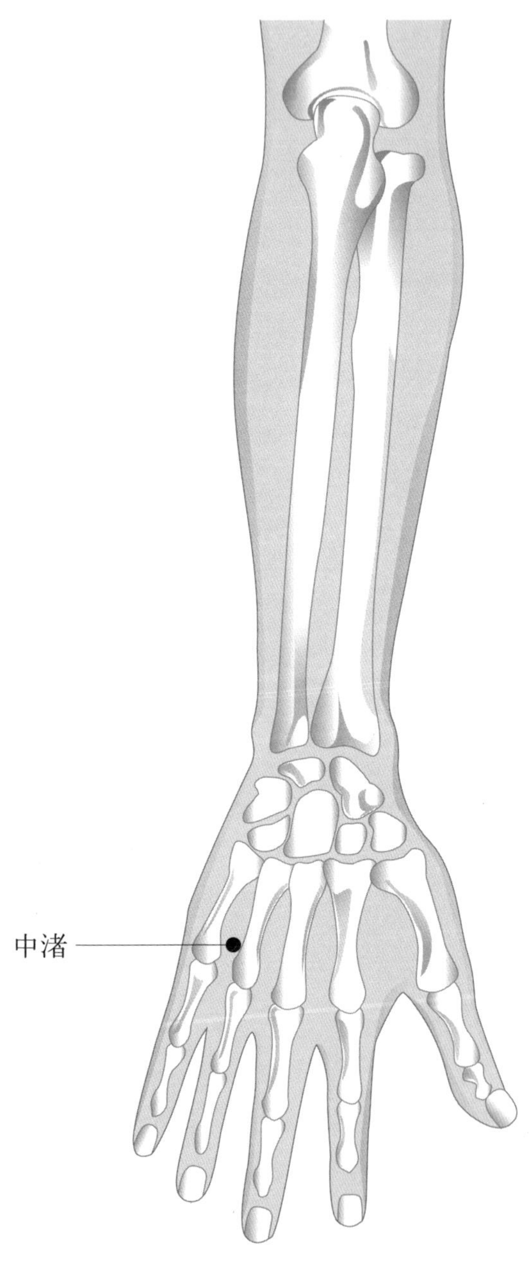
中渚

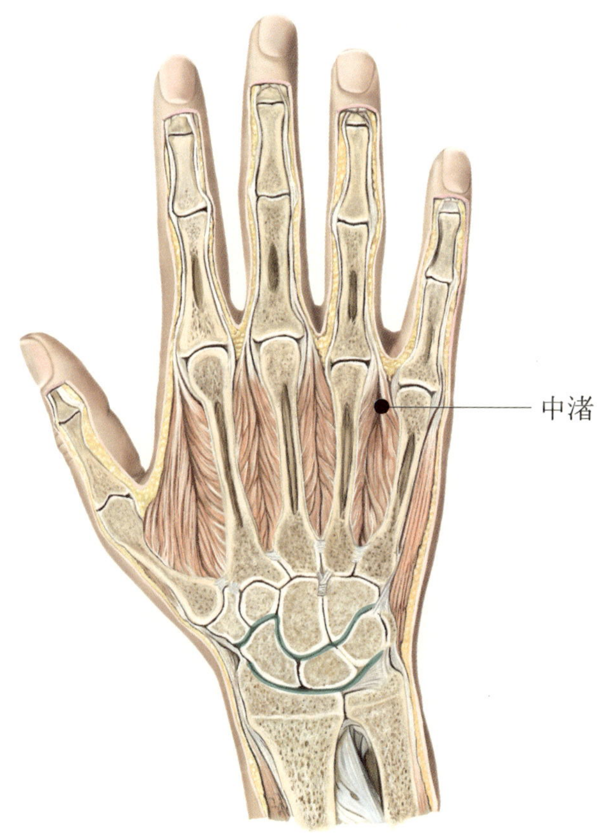
中渚

鍼灸操作

- 刺鍼方向 : 손등쪽에서 손바닥 쪽으로 直刺.
- 刺鍼깊이 : 2~3分.
- 뜸 : 3壯, 溫灸 5~10분 정도.

鍼感

脹, 痲感이 대부분. 손가락 혹은 팔꿈치 쪽으로 放散感이 있을 수 있다.

穴性

疏少陽氣機, 解三焦邪熱, 開竅益聰.

主治와 應用

- 中渚는 三焦經의 兪穴로 "兪主體重節痛"하고 "滎兪主外經"하므로, 三焦經의 疼痛에 매우 효과적이다. 手少陽과 足少陽은 같은 이름의 經脈으로 同氣相求로 상통한다. 때문에 足少陽經의 疼痛을 치료할 수 있다. 三焦와 腎은 臟腑로 相通하므로 腎病도 치료한다. 五行상 木에 속하므로 舒鬱理氣하는 작용이 있다.
- 이 穴은 "體重切痛"이나 "病時間時甚者"를 主治하므로 각종 疼痛(특히, 上肢疼痛)의 치료에 효과적이다. 五指不便, 手臂紅腫, 肘臂連肩痛, 肩背痛, 心痛徹背, 오래된 腰痛에 특효이다(『靈光賦』, 『玉龍歌』,『醫宗金鑑』, 『肘後歌』, 『席弘賦』, 『通玄

賦』, 『雜病歌』, 『太乙歌』).

- 手臂紅腫의 치료에는 液門과 배합한다.
- 肩背疼痛의 치료에는 手三里와 배합하면 효과가 더욱 좋다.
- 經絡關係에 따라 4, 5째 손가락의 痲木感에 효과가 좋다.
- 耳門, 聽宮, 聽會, 翳風와 배합하여 耳聾, 耳鳴을 치료한다.
- 太谿와 배합하여 咽痛을 치료한다.
- 起坐性腰痛(건측), 急性腰痛, 手臂痛, 肩關節炎, 落枕, 急性扁桃腺炎, 耳鳴, 舌顫, 耳中痛, 頭痛, 背痛, 脊間心後痛, 腰臀痛, 中風 後 手握難開, 類風濕關節炎, 胸悶胃痛, 上肢疼痛, 喉症, 無名指·小指不仁, 肩背頸項·心痛撤背, 脊間心後痛, 肩背肘臂痠痛, 五指不能伸屈, 耳聾, 目視物不明, 傷寒, 熱病汗不出, 脊膂痛, 顳顬痛, 面赤, 喉痺咽腫, 目痛에도 사용한다.

陽池(手少陽三焦經 原穴)

異名 : 別陽.

穴名解說

陽池는 手少陽三焦經의 原穴로 손목 背面의 움푹 파인 곳에 있다. 이 穴이 얕고 둥근 것이 마치 못(池)과 같아서 陽池라고 한다.

穴位와 取穴

손등쪽 손목주름 중앙에 있다. 손목 등쪽의 옆면, 손등쪽 손목주름 중점, 두 근육 사이 오목한 곳으로 환자의 주먹을 쥐게 한 채 取穴한다.

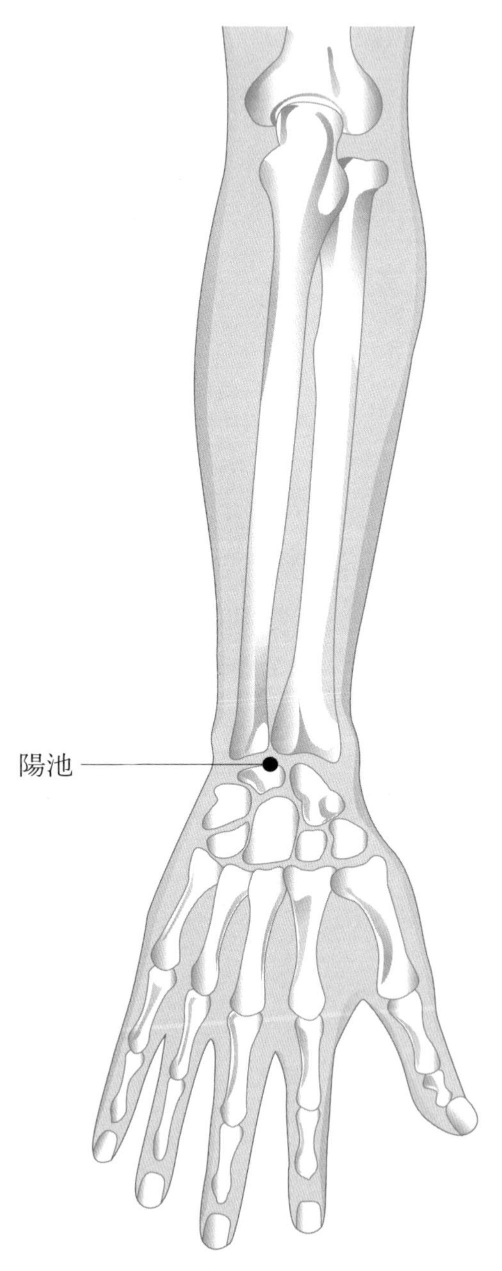
陽池

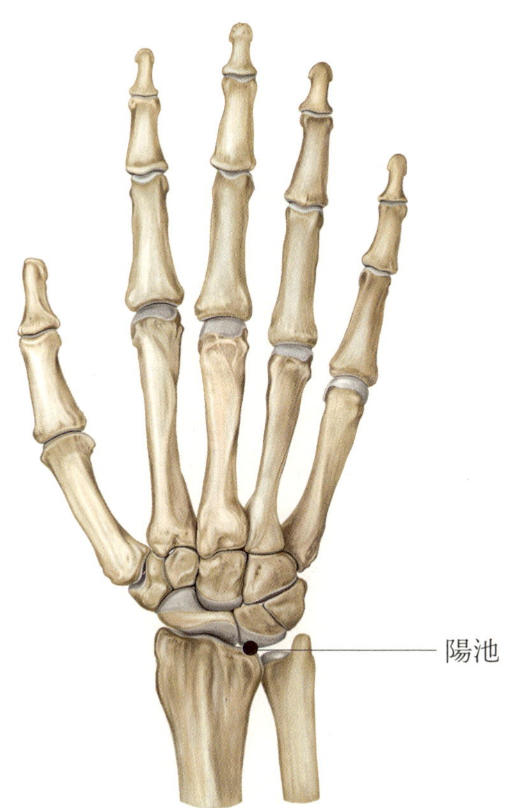
陽池

鍼灸操作

- 刺鍼方向 : 손등쪽에서 손바닥쪽으로 直刺.
- 刺鍼깊이 : 2~3分.
- 뜸 : 3~5壯. 溫灸 5~15분 정도.

穴性

舒筋通絡, 淸三焦熱邪.

主治

- 三焦는 少陽에 속하므로 陽池는 寒熱瘧疾을 치료한다(『醫宗金鑑』).
- 이 穴은 三焦經의 原穴로, 調氣작용이 매우 강하고 中脘과 함께 뜸을 뜨면 효과가 더욱 좋다. 子宮位置不正, 妊娠嘔吐를 치료한다.
- 手腕痛을 치료하는 효과가 뛰어나다(『醫宗金鑑』).
- 팔의 痛症으로 어깨를 들 수 없는 증상에도 효과가 뛰어나다(『神農經』, 『醫宗金鑑』).
- 糖尿치료의 要穴이며(消渴), 口渴, 煩悶증상에 대한 효과도 뛰어나다(『醫宗金鑑』).
- 曲池, 合谷, 外關과 배합하여 팔꿈치와 손목부분의 疼痛을 치료한다.
- 肩臂痛不能自擧, 消渴口乾, 煩悶, 腕痛無力, 目紅腫, 耳聾, 喉痺, 瘧疾寒熱, 熱病汗不出, 頸痛, 糖尿病, 睾丸炎, 外踝

扭傷, 子宮後屈(三稜鍼으로 瀉血), 腕關節風濕, 姙娠嘔吐(뜸)
에 도 사용한다.

外關(手少陽三焦經 絡穴, 八脈交會穴)

異名 : 陽維.

◎ 穴名解說

外는 팔뚝의 바깥쪽을 가리키다. 關은 관문, 요충지의 뜻이다. 혈이 팔 바깥쪽의 요충지에 있음을 가리킨다. 또 內關과 상대가 된다. 手少陽三焦經과 手厥陰心包經이 서로 연락하는 요충지가 된다.

◎ 穴位와 取穴

陽池 위로 2寸, 자뼈와 노뼈 사이에 있다. 손을 펴고, 손바닥을 아래로 하여 取穴한다.

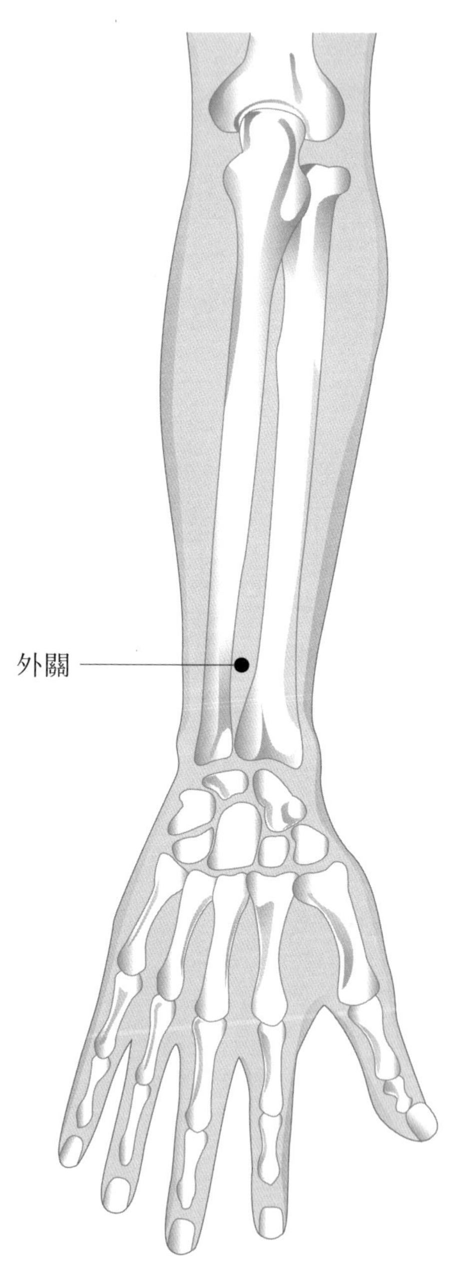
外關

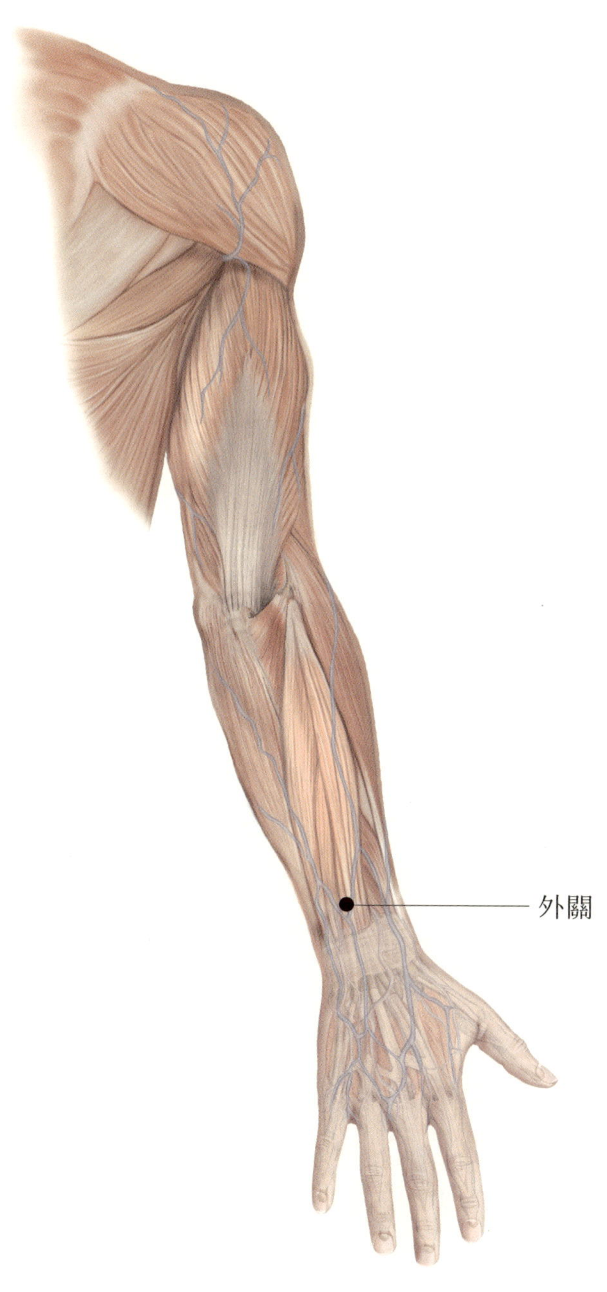
外關

鍼灸操作

- 刺鍼方向 : 밖에서 안으로 자입. 直刺.
- 刺鍼깊이 : 3~5分.
- 뜸 : 2~3壯. 溫灸 5~15분 정도.

鍼感

脹痲感이 대부분. 아래로는 손가락, 위로는 팔꿈치, 어깨까지 鍼感이 퍼질 수 있다.

穴性

祛六淫表邪, 疏三焦壅熱, 通經絡氣滯, 通經活絡, 疏風解表.

主治와 應用

- 外關은 八脈交會穴의 하나로, 膽經의 足臨泣과 서로 通한다. 따라서 둘을 배합하면 手足少陽經이 지나는 부위와 소속 臟腑의 病變을 치료한다. 外關은 三焦經의 絡穴로 三焦와 心包를 얽어 통하게 하여 理氣活血止痛한다. 偏頭痛, 落枕, 耳鳴, 腮腺炎 등에 효과적이다. 臟腑別通으로 三焦와 腎이 相通하므로, 理氣活血補腎하는 작용이 있다.
- 外關은 奇經八脈의 交會穴로 陽維脈과 通한다. 陽維脈의 病은 寒熱이 있는데, 이 穴은 少陽經을 和解하여 除熱散風하고 淸利頭目五官하는 작용이 있다. 이 穴은 祛風濕, 通經絡, 止疼痛하여, 많은 종류의 關節痛을 치료하는데, 특히 上肢痛에

좋다.

- 三焦經의 絡穴로, 肘攣의 實證에는 瀉해야 하고 不收하는 虛症에는 補해야 한다.
- 大陵과 배합하여 腹痛을 치료할 수 있고(『玉龍歌』) 이에 支溝穴을 더하면 肚痛秘結을 다스린다(『玉龍賦』).
- 照海와 배합하면 胎衣를 내릴 수 있다(『標幽賦』).
- 外感頭痛에 대한 치료효과가 뛰어나다(『雜病穴法歌』, 『蘭江賦』).
- 大椎, 曲池, 合谷과 배합하여 感冒의 發熱을 치료하는데, 解熱의 要穴이다.
- 曲池와 배합하면 손의 痲木感을, 肩髃, 手三里, 合谷과 배합하면 上肢癱瘓에 효과가 좋다.
- 經絡關係에 따라 이 穴은 가운데손가락의 痲木感에 효과가 좋다.
- 陽輔와 배합하여 脇肋痛을 다스린다.
- 臨泣 또는 風市와 배합하여 모든 少陽經의 痛症을 치료한다.
- 外關과 內關을 投刺하면 폐엽절제수술시의 침술마취에 쓰인다.
- 顳頜關節痛(환측), 外感頭痛, 頸肌風濕痛, 肩周炎, 背痛, 急性腰椎捻挫, 環腰痛, 腰冷, 胸脇挫傷, 膝痛, 小腿痛, 발목捻挫, 테니스엘보우, 五指疼痛, 腹痛, 下胎衣, 小腿痛, 肩周炎, 口緊難張, 肘臂痛不能伸屈, 手指痛不能握物, 手顫, 咽腫, 口噼, 熱病, 脇肋痛, 腹痛, 便秘에도 사용한다.

支溝(手少陽三焦經 經火穴)

異名 : 飛虎, 飛虛.

穴名解說

혈자리 앞으로 1寸 떨어진 곳서 外關이 別絡하여 內關과 통한다. 三焦 水道가 이곳까지 흐르면 다른 분지의 도랑(溝渠)이 있어서 支溝라 한다. 또 이 穴은 자뼈와 노뼈 사이에 있는데 그 모양이 溝와 같아 支溝라고 한다.

穴位와 取穴

陽池 뒤 3寸, 양쪽 노뼈와 자뼈사이 움푹한 곳에서 取穴한다.

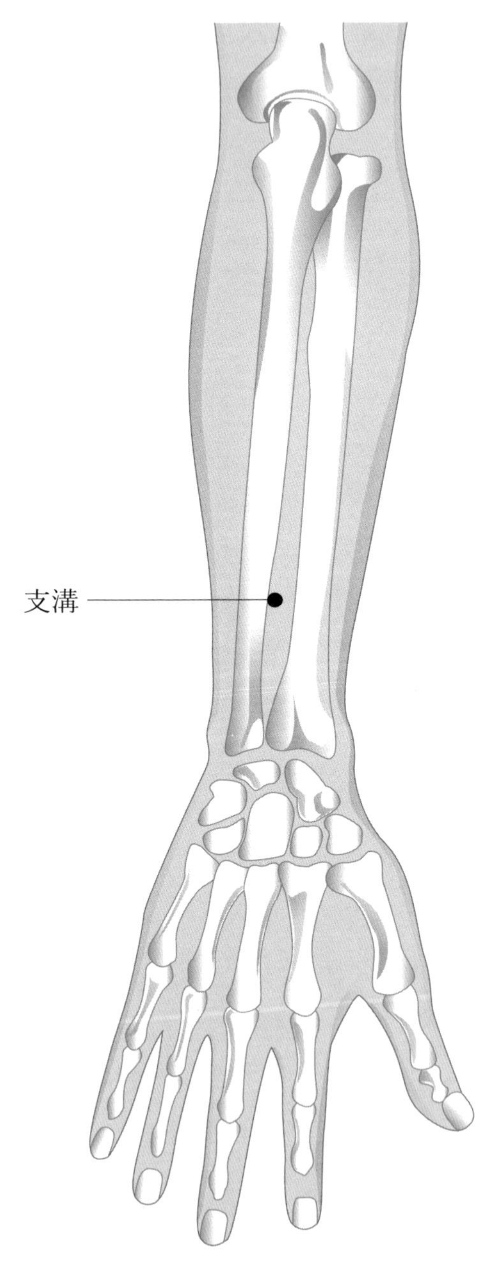
支溝

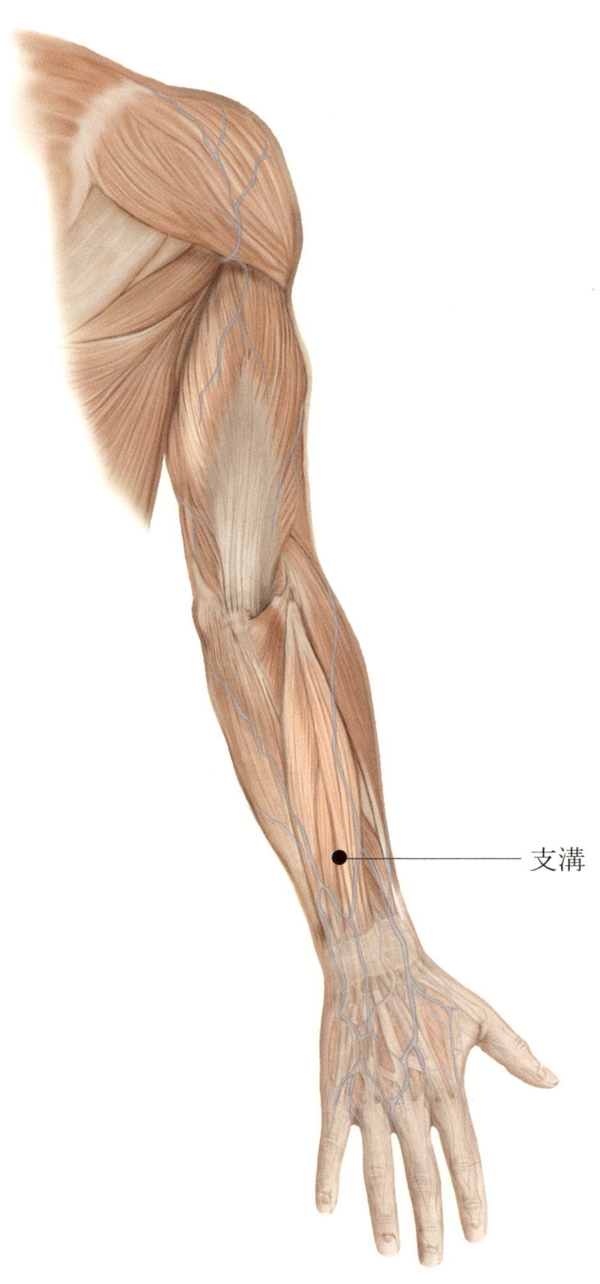
支溝

鍼灸操作

- 刺鍼方向 : 밖에서 안쪽으로 直刺.
- 刺鍼깊이 : 3~5分.
- 뜸 : 3~5壯. 溫灸 5~15분 정도.

鍼感

脹痲感이 대부분. 아래쪽으로는 손가락, 위쪽으로는 팔꿈치, 어깨까지 鍼感이 퍼질 수 있다.

穴性

淸三焦, 通府氣, 降逆火.

主治

- 支溝는 三焦經 經穴로 通關開竅, 活絡散瘀, 調理臟腑의 효능이 있으므로 氣機運行失常, 胸脘痞悶(『肘後歌』), 脇肋疼痛(『標幽賦』, 『醫宗金鑑』, 『肘後歌』)의 증상에 모두 효과가 있다.
- 이 穴은 腹痛, 便秘 치료의 要穴로(『醫宗金鑑』, 『雜病穴法歌』, 『玉龍賦』, 『勝玉歌』), 照海 혹은 足三里, 天樞와 배합하여 사용하면 효과가 더욱 좋다. 大陵, 外關을 배합하도 腹痛秘結을 치료한다. 便秘脇痛의 경우에도 支溝를 刺針하면 효과가 좋다.
- 이 穴은 肋間神經痛을 치료하는데 陽陵泉을 배합하면 더욱 효과가 뚜렷하다(『勝玉歌』). 경험에 따르면 陽陵泉은 측면, 支溝는 앞면의 통증 치료에 효과적이다.

- 人中, 合谷, 中衝과 배합하여 中風人事不省을 치료한다.
- 支溝와 外關을 배합하며 坐骨神經痛(膽經 走向) 및 小腿 바깥쪽의 통증에 특효이다.
- 支溝穴은 手臂痛을 치료하는 효과도 뛰어나다.
- 合谷과 배합하면 인후절제나 심장이첨판 확장분리술 시의 침술 마취에 쓰인다.
- 胸脘痞悶(양측), 坐骨神經痛(少陽經), 콜레스테롤이 지나치게 높은 것, 胸脘痞悶, 前臂痛, 咳嗽面熱, 目痛, 肩臂痠重, 卒心痛, 逆氣, 咽腫, 項不得回顧, 脇腋急痛, 熱病汗不出, 口噤暴暗, 吐瀉, 産後血暈, 馬刀瘡, 脊痛, 痂疥, 目赤에도 사용한다.

風市(足少陽膽經)

異名 : 垂手.

穴名解說

市는 시장인데 재물이 모이고 흩어지는 곳이다. 이 혈이 쉽게 風邪가 모이는 곳이 되고, 또 風邪를 몰아내는 곳이 되므로 風市라고 한다.

穴位와 取穴

무릎 위의 7치 되는 곳, 외측 두 근육 사이에 있다. 사람이 직립하여 두 손을 자연스럽게 내렸을 때 손가락 중지 끝이 닿는 곳이 바로 이 穴이다. 똑바로 서서, 양 손을 늘어뜨려 중지가 닿는 넓다리 가쪽면에서 取穴한다.

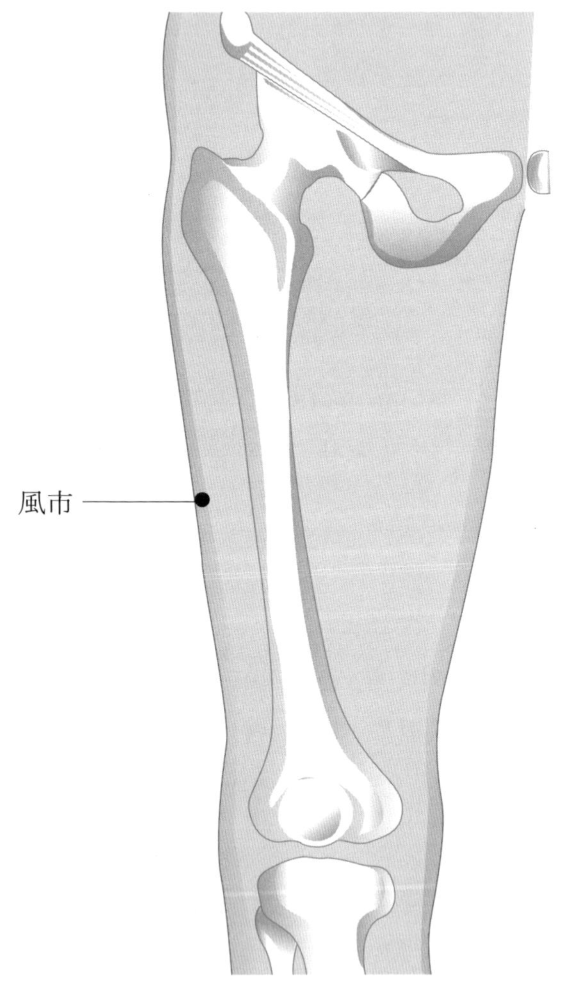
風市

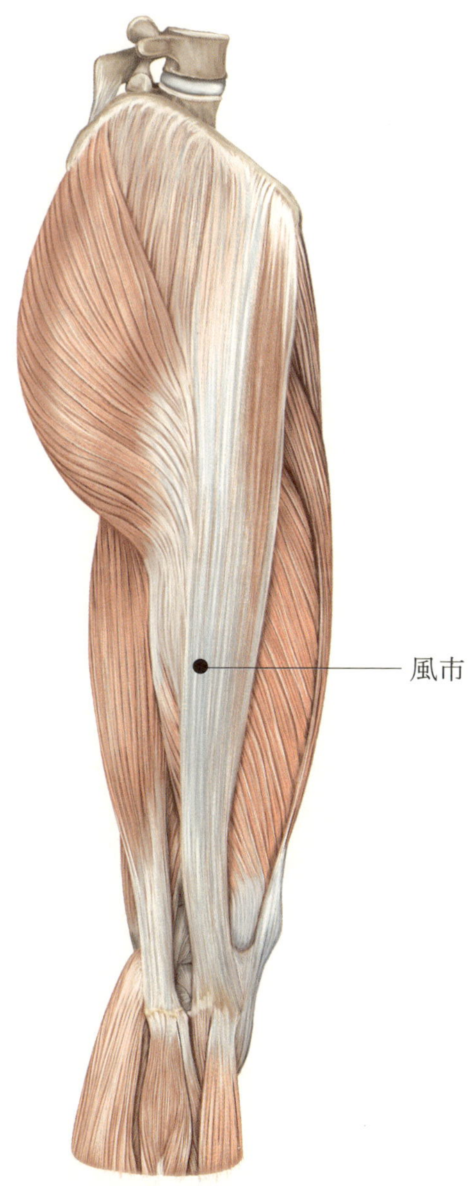
風市

鍼灸操作

- 刺鍼方向 : 넙다리 바깥쪽에서 안쪽~뒤쪽으로 자입. 直刺.
- 刺鍼깊이 : 5~8分.
- 뜸 : 5~7壯. 溫灸 5~20분 정도.

穴性

祛風冷, 散寒濕, 强筋骨, 調氣血.

主治와 應用

- 『素問·陰陽離合論』 및 『靈樞·根結篇』에서는 모두 "少陽爲樞"라고 했다. 少陽은 轉樞之腑가 되어 半表半裏의 病을 치료한다. 일반적인 疾病에서 이미 겉(表)은 떠났지만 아직 내부(裏)까지 깊숙이 들어가지 않은 것들은 대부분 半表半裏에 있다. 疾病에 시간성이 있는 것은 대부분 少陽病에 속한다.
- 李梴의 『醫學入門』과 唐宗海의 『醫經精義』에서는 모두 "膽與心痛"이라고 했다. "心은 神志를 主管"하고 "十一臟은 膽에서 決斷"되므로 膽 역시 神志를 주관한다. 風市라는 이름을 생각해 보면, 祛風, 止痛, 止痒 및 鎭定安眠시킨다. 또한 膽經이 귀 주변을 돌아서 귀 속을 뚫어서 나오므로, 耳鳴, 耳聾 치료에 모두 효과가 좋다.
- 風市라는 이름에 鎭靜治風의 要穴이라는 의미가 있어 각종 疼痛 및 抽搐風疹의 증상에 모두 효과적이다. 인체의 측면(少陽經)의 각종 疼痛에 특효이므로 偏頭痛, 三叉神經痛, 肩背

痛, 肋骨痛, 少陽經 방향의 坐骨神經痛, 肋骨痛, 下肢風濕에 모두 효과를 보인다.

- 風市는 滯針과 彎針일 때 鍼을 뺄 때 사용하는데, 疏導緊張 및 減輕疼痛의 효과가 뛰어나다.
- 이 穴은 下肢部의 要穴로, 腿, 股, 腰, 脚의 風濕痹痛 모든 증상에 쓸 수 있다. 腰連腿痛의 치료에는 環跳穴과 가장 많이 배합하고, 다시 行間을 더해주면(『雜病穴法歌』) 효과가 더욱 좋다.
- 『靈樞·經脈』에서 "少陽是主骨所生病", 곧 "少陽主骨"이라고 하였는데, 이 때문에 風市穴은 骨刺(경추·요추 椎間板突出) 치료에 효과가 매우 좋다.
- 陰市穴과 배합하여 腿股痠軟, 腿脚無力을 치료한다(『勝玉歌』, 『玉龍賦』).
- 曲池, 外關, 大椎, 血海, 足三里, 三陰交와 배합하면 蕁麻疹, 神經性皮膚炎을 치료한다.
- 身柱, 神門, 陽陵泉과 배합하면 舞蹈病을 치료한다.
- 公孫, 陰陵泉, 環跳과 배합하여 脚氣를 치료한다.
- 腎兪, 關元兪, 環跳, 足三里, 三陰交와 배합하여 腰腿痛, 中風下肢癱瘓, 小兒痲痺 後遺症을 치료한다.
- 상술한 각 증상을 치료함에 있어서 中瀆穴을 배합하여 牽引鍼으로 쓰면 효과가 더욱 뛰어나다. "瀆"이라는 것은 "물길"의 의미로 두 개의 穴이 하나는 風, 하나는 濕을 치료하므로, 이 둘을 합치면 작용이 증강되어 半身不遂를 치료하는 효과가 매우 뛰어나다.

• 半身不遂, 暈鍼, 失眠의 特效穴, 下肢風濕, 下肢皮膚病, 顔面神經麻痺, 坐骨神經痛, 下肢風濕症의 要穴, 外肩臂痛, 肋膜痛, 偏頭痛(이상은 각 穴에 모두 中瀆을 配伍한다), 腿痛, 半身不遂, 外傷突發性耳聾, 腰腿痠痛, 足脛頑麻, 脚氣, 囊腫, 小腸氣痛, 腹內虛鳴, 遍身搔癢, 風痹疼痛, 眼紅腫, 頭痛, 偏癱, 膝關節炎에도 사용한다.

陽陵泉(足少陽膽脈 合土穴, 八會穴)

異名 : 筋會, 陽陵之泉.

穴名解說

陽陵泉은 足少陽膽經의 合穴이다. 이 穴은 무릎 외측의 튀어나온 곳에 있는데, 經穴 옆에 뼈가 솟아난 것이 마치 언덕(陵)과 비슷해서 높은 언덕(高陵)에서 샘이 나오는 것 같다. 무릎 내측 陰面의 陰陵泉과 비스듬히 마주하여 陽陵泉이라고 한다.

穴位와 取穴

무릎 아래 1寸 바깥 뾰족한 뼈 앞의 움푹한 곳에 있다. 바르게 앉아 무릎을 굽히고 다리를 늘어뜨린 자세에서, 무릎관절 바깥면을 아래로 따라 내려와 종아리뼈 작은 머리의 약간 앞 아래쪽의 오목한 곳에서 取穴한다.

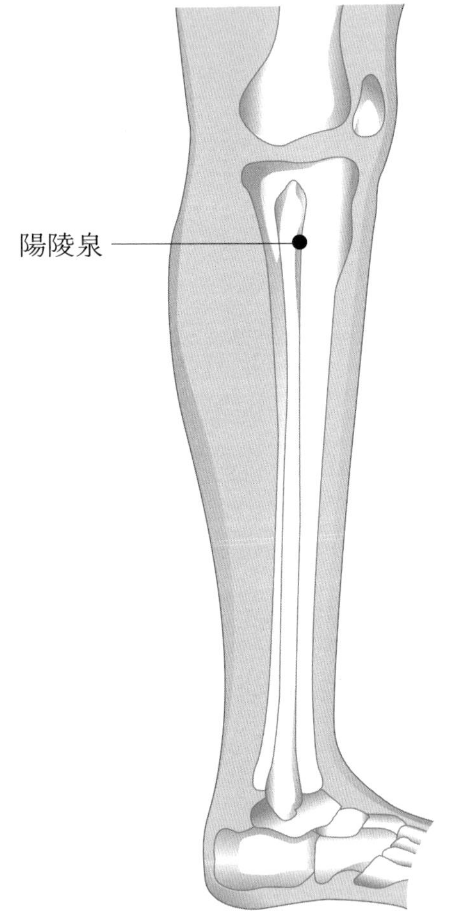
陽陵泉

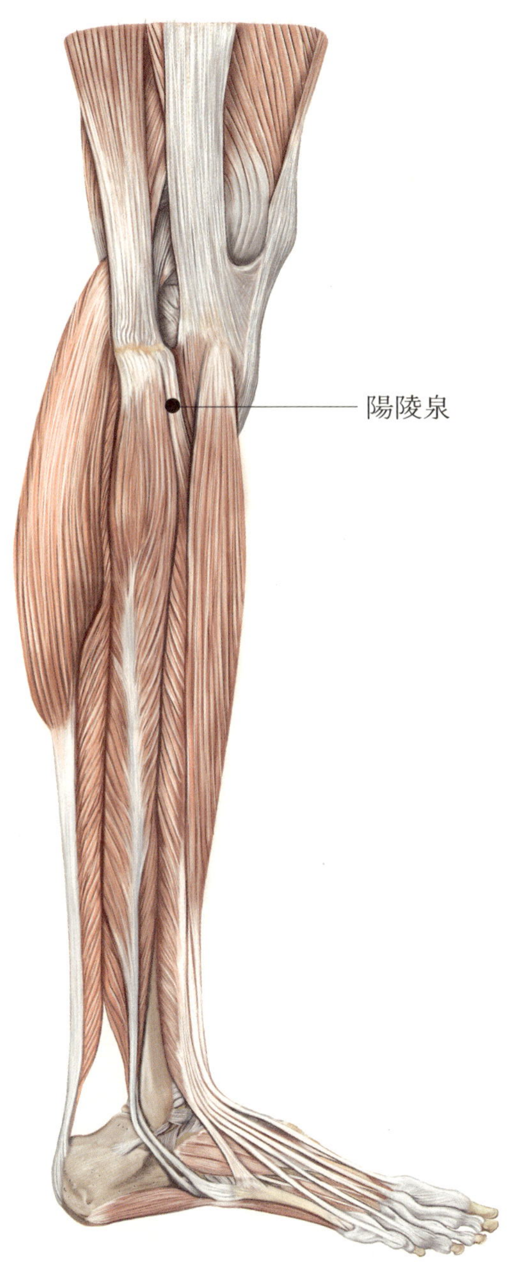
陽陵泉

鍼灸操作

- 刺鍼方向 : 밖에서 안으로 直刺.
- 刺鍼깊이 : 5~8分.
- 뜸 : 5~7壯. 溫灸 20~30분 정도.

鍼感

脹, 痲感이 대부분. 經脈을 따라 발 쪽으로 鍼感이 퍼질 수 있다.

穴性

舒筋脈, 淸膽熱, 驅腿膝風邪, 疏經絡濕滯.

主治와 應用

- 陽陵泉은 筋之總會로 筋肉의 病을 모두 다스릴 수 있다. 따라서 運動系統의 장애 및 병변에 모두 치료효과가 있고 半身不遂의 치료의 主要穴이다. 癨亂轉筋의 증상도 치료한다. 木主筋, 土主肉, 木主風, 土主濕하므로 筋肉 및 風濕을 함께 치료한다. 또 "少陽主骨所生病"(『靈樞·經脈』)이므로 筋·骨·肉 모두를 치료하므로 運動系統 疾病을 치료하는 要穴이다.
- 少陽經 合穴로 寒熱往來의 瘧疾 증상이나 口苦呑酸嘔吐 등의 증상에 모두 효과적이다. 또한, 이 穴은 膽腑의 病에 효과가 좋고 肝病도 치료할 수도 있다.
- 이 穴은 少陽經(木)의 土穴로서 肝脾不和 및 肝木侮土의 病

을 調理한다.

- "疾高而外者 取之陽之陵泉"(『靈樞·九鍼十二原』)하므로, 偏頭痛·三叉神經痛·五十肩 등을 잘 치료한다.
- 예로부터 이 穴은 무릎 부분 병변을 치료하는 主穴로 足三里, 陰陵泉과 배합하여(『席弘賦』, 『勝玉歌』) 膝痛膝腫을 치료한다.
- 經絡順行의 관계에 따라 肋脇痛 치료의 特效穴이며(『通玄賦』, 『雜病穴法歌』), 支溝와 배합하여 쓰면 더욱 효과가 좋다.
- 肩井, 足三里와 배합하면 脚氣疝痛을 치료하고, 環跳와 배합하면 風濕冷痺를 치료한다(『天星秘訣』, 『雜病穴法歌』).
- 腎兪, 環跳, 風市, 委中, 三陰交와 배합하여 半身不遂, 腰腿疼痛을 치료한다.
- 肝兪, 膽兪, 內關와 배합하여 膽囊炎, 膽絞痛을 치료한다.
- 현대 실험결과에 의하며, 陽陵泉, 足三里, 心兪 등을 刺針하면 담낭수축효과가 증가하여 배출속도를 빨리한다.
- 현대 실험결과에 의하면, 陽陵泉, 丘墟 등을 刺針하면 총담관운동성을 증가시켜 膽石症 환자에 쓸 수 있으며 담즙유출량을 현저히 증가시킨다.
- 현대 실험결과에 의하면, 太衝, 陽陵泉, 足三里 등을 刺針하면 전신마취후 나타날 수 있는 오디괄약근 경련을 완화시킬 수 있다.
- 연구결과에 따르면 이 穴은 장부기관의 연동운동을 억제하는 효과가 있어 胃潰瘍, 內臟出血에도 효과가 좋다.
- 內臟出血(양측), 三叉神經痛(건측), 각 關節의 屈伸不利, 上肢痛, 偏頭痛, 손목의 痛症, 脇痛(特效), 胃潰瘍의 要穴, 膽

囊病變의 要穴, 顔面神經痲痺, 耳鳴, 口苔, 痺症, 半身不遂, 帶狀疱疹(三稜鍼으로 點刺), 關節之筋弛緩 或痙攣腫痛, 尿閉(腹部膨脹), 子宮出血, 上肢神經痛, 偏頭痛, 口苦, 急性膽囊炎, 膽道蛔蟲症, 痿症, 肩痛, 肩周炎, 急性腰扭傷, 小腿肚轉筋, 膽脹, 脇下痛脹, 口苦, 好太息, 失禁遺尿不自知, 膝股冷痺不仁, 膝腫痛, 便秘, 脚氣, 寒熱頭疼, 嘔吐, 偏風半身不遂, 口·舌·咽喉·頭面腫, 胸脇脹滿, 心中怵惕, 膽囊炎, 肋間神經痛, 偏癱에도 사용한다.

懸鍾(足少陽膽經)

異名 : 絶骨, 髓會, 足三陽絡.

◎ 穴名解說

懸은 걸려 있는 것이고 매달려 있는 것이다. 또 종채와 종을 올려놓는 시렁을 모두 懸이라 한다. 鍾은 악기이고 또 방울이다. 이 혈의 효능이 매달려 있는 종과 같고, 다리에 방울을 매다는 곳에 해당한다. 종은 반드시 매달려야 울리는데, 또한 다리에 종이 매달린 것 같고, 움직임이 많음을 상징하므로 懸鍾이라고 한다.

◎ 穴位와 取穴

바깥 복사뼈 위 3寸 되는 부위에 있다. 바르게 앉아 다리를 늘어뜨리고, 바깥 복숭아뼈 위 3寸의 동맥 박동처에서 取穴한다.

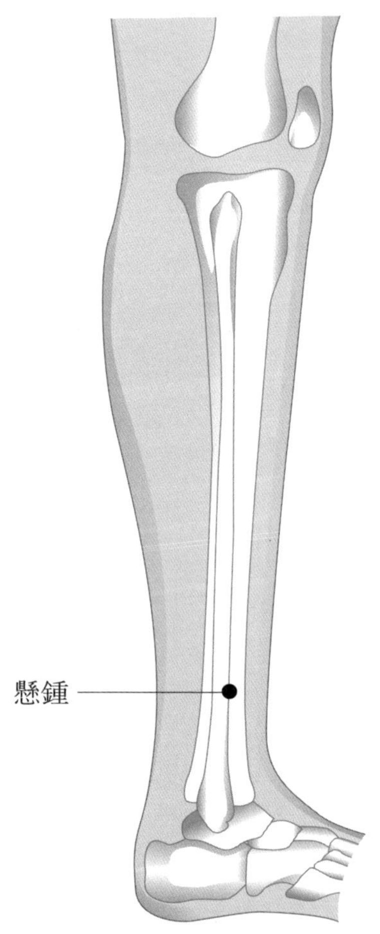
懸鍾

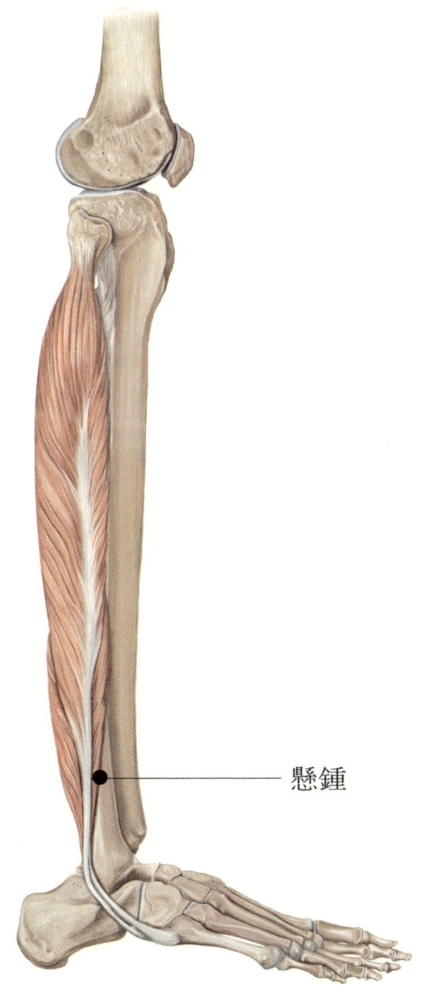
懸鍾

鍼灸操作

- 刺鍼方向 : 바깥에서 안으로 直刺.
- 刺鍼깊이 : 4~5分.
- 뜸 : 3~7壯. 溫灸 5~20분 정도.

鍼感

脹, 痲感이 대부분. 발로 鍼感이 퍼질 수 있다.

穴性

泄膽火, 淸髓熱, 驅經絡風濕.

主治와 應用

- 懸鍾은 絶骨이라고도 불리며, 足三陽經의 大絡이고, 八會穴 중 髓會이다. 『難經』에서 "髓會絶骨, 髓病治此"라 하였으며, 運動系統疾患에 효과가 좋다. 益髓生血하여 貧血과 白血球 不足을 치료한다.
- 복숭아뼈의 痛症이나 捻挫를 치료함에 있어 일반적으로 懸鍾을 主穴로 사용하는데, 바깥 복숭아뼈의 경우 崑崙, 안쪽 복숭아뼈의 경우 太谿와 배합한다.
- 이 穴은 舒筋活絡·壯骨益髓하고, 少陽에 속하여 項强, 落枕, 脇脹痛, 半身不遂 등을 치료한다.
- 益髓健腦하여 頭痛, 腦瘤, 腦炎을 치료한다.
- 『甲乙經』에서 懸鍾은 三陽의 大絡이라고 하였는데, 三陽病

을 모두 치료한다. 특히 少陽陽明合病 및 風痰의 病을 치료한다. 예컨대 顔面神經痲痺, 乳發炎, 乳腫痛, 脾腫大, 脾硬化 등이다.

- 이 穴은 脚趾痛을 치료한다(『醫宗金鑑』).
- 條口, 衝陽을 배합하면 足緩難行을 치료할 수 있다(『天星秘訣』, 『雜病穴法歌』).
- 三里, 三陰交를 배합하면 脚氣를 다스린다(『玉龍賦』).
- 環跳를 배합하여 躄足을(『標幽賦』), 三里, 二陵을 배합하여 脚痛膝腫을 치료한다(『席弘賦』).
- 이 穴은 落枕을 치료하고(天柱, 後谿를 배합하면 더욱 효과가 좋다), 肩痛에도 특효이다.
- 腎兪, 環跳, 風市, 委中, 足三里와 배합하여 中風半身不遂 및 小兒痲痺를 치료한다.
- 風池, 足臨泣과 배합하여 頭痛을 치료한다.
- 懸鍾은 落枕(項强)치료에 가장 많이 사용되며, 後谿나 束骨을 사용하여도 효과가 비슷하다.
- 懸鍾은 大腿髖節腫痛의 치료에 특효이다.
- 髖骨痛, 小兒痲痺, 腦腫瘍, 急性腰椎捻挫, 脇脹痛, 貧血, 白血球不足, 扁桃腺炎, 甲狀腺腫大, 小兒痲痺, 足關節扭傷, 肩膊神經痛, 髖骨痛, 血液病(뜸), 胸腹脹滿, 不思食, 胃熱, 鼻中乾, 鼻衄, 喉痺, 頸項强, 咳逆, 痔血, 膝脛痛, 中風偏枯, 大小便澁, 筋骨攣痛, 五淋, 濕痺流腫, 熱病欲嘔, 髀樞痛, 痿, 馬刀腋腫, 風勞身重, 四肢不擧, 脚氣, 偏癱, 下肢風濕痛에도 사용한다.

大敦(足厥陰肝經 井木穴)

異名 : 大順, 水泉.

穴名解說

大敦은 足厥陰經의 井穴이다. 엄지발가락 끝 內側에 있고 살이 敦厚하다. 엄지발가락 끝이 敦厚하여 大敦이라고 한다.

穴位와 取穴

엄지발가락 발톱 외측 一分의 오목한 곳으로, 바로 앉아 다리를 늘어뜨리고, 발톱뿌리각 외측에서 取穴한다.

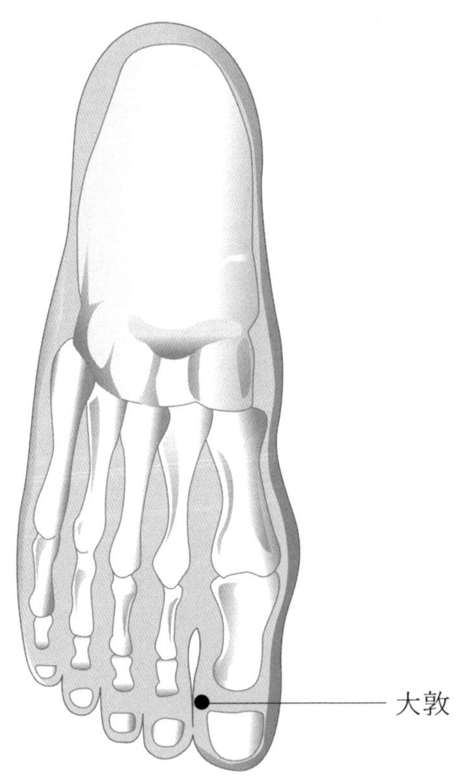
大敦

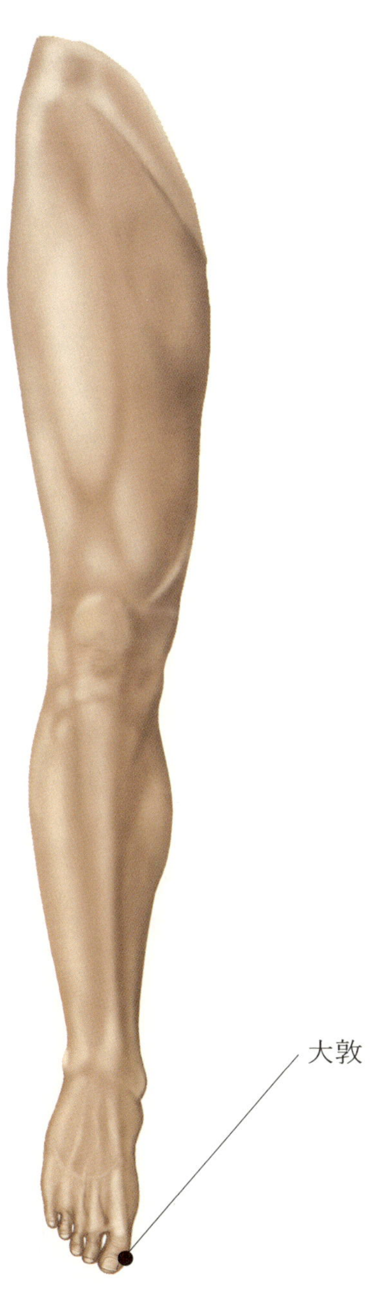
大敦

鍼灸操作

- 刺鍼方向 : 발등에서 발바닥쪽을 향해서 直刺.
- 刺鍼깊이 : 3分.
- 뜸 : 3壯. 溫灸 5~7분 정도.

鍼感

국소의 통증.

穴性

疏泄厥氣, 調經和營, 理下焦, 回厥逆, 淸神志. (通經絡, 開神竅)

主治와 應用

- 大敦은 肝經의 井穴로, 疝症 치료의 特效穴이다(『玉龍歌』, 『玉龍賦』, 『百證賦』, 『通玄持要賦』, 『天星秘訣』, 『勝玉歌』, 『雜病穴法歌』, 『醫宗金鑑』, 『靈光賦』). 肝은 筋을 主하고 前陰은 宗根이 모이는 곳이며, 足厥陰肝經脈은 陰器를 돌아 小腹에 이르므로, 각종 疝病은 肝에 속하고, 大敦은 肝經의 井穴이므로 大敦을 取穴하면 舒經調肝祛邪의 효능이 있다. 女子寒癥下墜, 陰挺(子宮下垂)腫痛 및 男子陰疝, 痛引小腹을 치료한다. 옛 歌訣과 경험에 따르면 太衝, 照海, 三陰交, 大敦 등을 섞어서 응용하면 효과가 더욱 뛰어나고 關元을 더하면 더욱 효과가 좋다.
- 急救의 효능이 있다. 大敦과 百會를 함께 쓰면 血崩을 치료하

는 효과가 매우 커서 즉각 멈추게 한다. 隱白이 脾經의 井穴로, 婦女의 月事가 과도하여 멎지 않는 것을 치료한다. 大敦은 肝經의 井穴로, 이 穴에 뜸을 뜨면(직접구의 효과가 신속) 洩肝木, 安脾胃의 효과가 있다. 肝藏血, 脾統血하므로 2개 穴을 함께 쓰면 血崩을 능히 치료한다. 百會는 諸陽之會로, "陷者擧之"의 효능이 있으므로 3穴을 함께 쓰면 효과가 더욱 신속하게 나타난다.

- 人中, 百會, 中衝, 厲兌와 배합하여 暈厥, 中暑를 치료한다.
- 狂症에 少商과 배합하여 사용한다.
- 小便不禁에는 大敦을 刺針하는 것이 특효이고(男左女右), 때로는 1회 치료로 즉각 낫는다. 鍼은 엄지발가락 앞쪽으로 비틀어주고 留鍼시간은 짧게 한다(『名醫驗方彙編』).
- 至陰과 배합하여 逆産을 치료한다.
- 橫骨, 關元, 合陽과 배합하여 陰囊漏血을 치료한다.
- 陽痿, 鎭定, 救急, 小便失禁, 寒疝卵縮, 小兒疳積, 月水不來, 陰縮, 陰頭痛, 五淋, 七疝, 小兒遺尿, 尸厥, 癲癇, 卒心痛, 汗出, 腹臍痛, 目䀮䀮不可遠視, 小腹中熱, 善寐, 尿血, 大便不通에도 사용한다.

太衝(足厥陰肝經 兪土穴, 原穴)

異名 : 太冲, 大冲.

穴名解說

太衝은 足厥陰肝經의 兪穴이다. 大는 크다는 뜻이고, 衝은 "通道"라는 뜻이다. 이 穴은 肝經의 "큰 통로(大通道)"이다. 또한 腎脈과 衝脈이 이곳에서 합쳐져 盛大해지므로 太衝이라고 한다. 肝은 血을 藏하는데, 여자가 太衝脈이 盛하면 생리가 때에 맞추어 나온다. 太衝은 또 九鍼 十二原의 原穴로 이곳을 진단하여 生死를 알 수 있다.

穴位와 取穴

첫째와 둘째발허리뼈 사이에 있다. 行間 뒤 0.5 寸 되는 부위에 있다. 바로 앉아 다리를 늘어뜨리고, 첫째와 둘째발허리뼈가 맞닿은 부분 바로 앞의 오목한 곳에서 取穴한다. 또는 첫째와 둘째발허리뼈 사이에서 올라가다 박동이 느껴지는 곳에서 取穴한다.

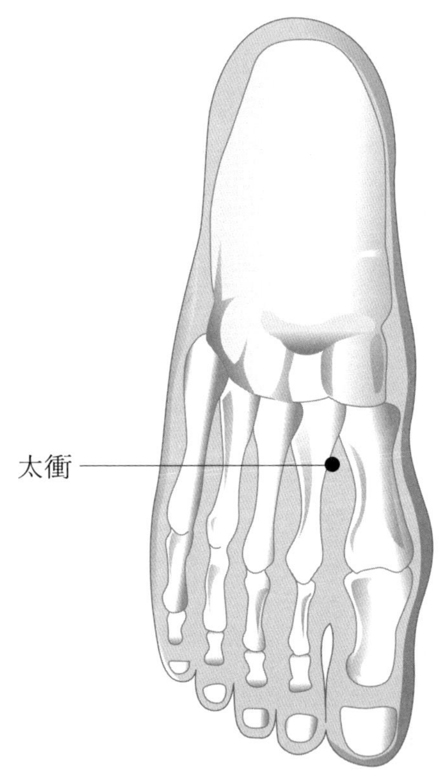
太衝

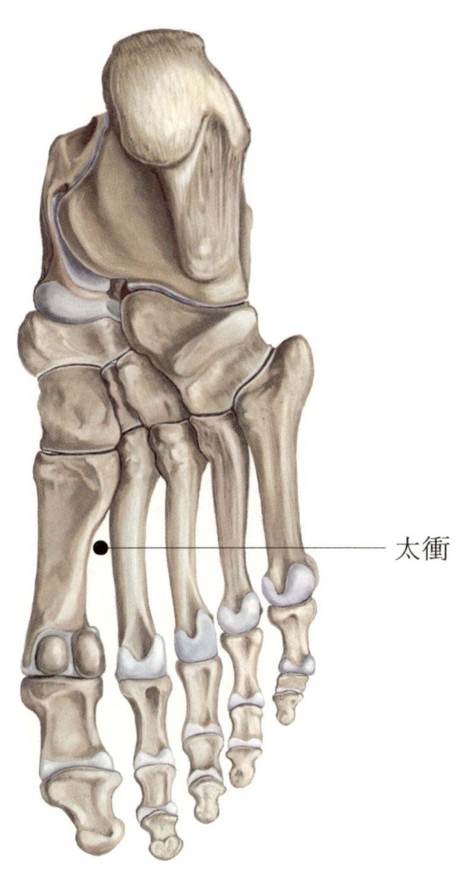
太衝

鍼灸操作

- 刺鍼方向 : 발등에서 아래쪽으로 直刺.
- 刺鍼깊이 : 3~5分.
- 뜸 : 3壯. 溫灸 3~7분 정도.

鍼感

국소의 脹痲感.

穴性

淸息肝火肝陽, 疏泄下焦濕熱.

主治와 應用

- 太衝은 木經의 土穴로서 肝脾不和로 인한 病에 아주 효과가 좋다. 疏肝理脾하므로 疏肝理氣의 要穴이 된다. 또 여러 風濕 치료의 要穴이 된다.
- 肝經이 陰部를 지나는데, 이 穴이 肝經의 兪土穴이고, "滎兪治外經"이므로 陰部病에 효과가 아주 좋다.
- 이 穴은 아래에 太衝脈이 지나는데 "以脈治脈"하고 "以脈治心"하기 때문에 昏厥, 心臟病 등에 모두 좋은 효과가 있다.
- 이 穴은 筋과 心血에 연관이 있기 때문에(肝主藏血) 膝痛의 特效穴이 된다.
- 肝을 조절하는 要穴이기 때문에 肝氣, 肝火, 肝風抽動의 病 및 眼病, 血證, 頭暈, 肝炎, 肝硬化 등에도 효과가 있다. 肝經

은 頏顙으로 들어가 腦까지 이른다.

- 이 穴은 喉痛을 치료하는 데 특효이며, 神志病 치료에도 좋은 효과가 있는데 특히 合谷과 배합하면 四關이라고 한다. 四關은 鎭靜하는 작용이 있어 失眠, 多夢을 치료하고, 鎭痙하는 작용으로 痙攣抽搐을 치료하며, 鎭痛하는 작용으로 膽絞痛, 痛經, 頭痛, 肋痛을 치료하고, 祛風하는 작용으로 中風을 치료하며, 疏肝하는 작용으로 肝脾不和를 치료하고, 排石하는 작용으로 鬱證을 치료한다. 또한, 四關은 鼻病의 要穴인데, 大腸經이 코 외측을 둘러싸고, 肝經은 頏顙을 지나 鼻腔으로 들어가므로 鼻病 치료에 매우 효과적이다.
- 太衝과 合谷은 陽經과 陰經의 대표적인 原穴이고, 陰陽相交의 원리에 따라 肝陽頭痛(血壓下降), 頭暈目眩, 失眠, 癲癎 및 思想不集中 등에 모두 효과적이다. 더불어, 手連肩脊痛(『席弘賦』, 『雜病穴法歌』)이나 鼻痔, 鼻塞, 鼻淵에도 특효이다(『雜病穴法歌』, 『標幽賦』). 『標幽賦』에 따르면 "寒熱痹痛, 開四關而已之"라 하였으며, 手脚不利關節風濕에도 효과가 있다. 四關(合谷과 배합)은 鎭定, 鎭靜, 鎭痙, 鎭痛, 疏肝祛風 작용이 있다.
- 大敦과 배합하여 疝氣를 치료한다(『雜病穴法歌』).
- 照海, 陰交, 百會와 배합하면 咽喉急症에 효과적이다.
- 股膝痛, 脚痛膝腫을 치료할 수 있으며(『席弘賦』, 『肘後歌』), 足三里, 懸鍾, 陰陵泉, 陽陵泉과 배합하여 사용되기도 한다.
- 行步艱難(『醫宗金鑑』, 『通玄賦』, 『勝玉歌』)를 치료할 수 있으며, 中封과 배합하여 응용한다.

- 赤眼(結膜炎)을 치료한다(『雜病穴法歌』).
- 이 穴을 瀉하면 口歪眼斜를 치료한다.
- 合谷, 百會와 배합하여 頭頂痛(厥陰頭痛)을 치료한다.
- 風池, 足三里, 三陰交와 배합하여 高血壓을 치료한다.
- 行間, 五里와 배합하여 肝臟腫大를 치료한다.
- 응급상황의 强心, 움직이고 걷기 어려움, 高血壓, 厥陰頭痛, 頭暈, 眼病, 鼻衄, 胃酸過多, 肝氣不和로 인한 胃痛, 神經衰弱, 疝氣, 陰部痛, 陰縮, 尿瀦留, 顔面神經痲痺, 肋間神經痛, 膽絞痛, 肝炎, 肝硬化, 턱이 잘 움직이지 않을 때, 全身痲木, 熱哮(舌紅하고 脈數한 경우), 神經衰弱, 手脚痛, 頭項痛, 暴怒昏厥(氣厥), 肝陽上亢(頭暈, 高血壓), 關節屈伸不利, 足腫脹, 漏下, 陰痛, 陰縮, 癃閉, 遺溺, 馬刀挾癭, 驚風, 飧泄, 肋下支滿, 喉痛, 嗌乾, 淫濼脛痠, 目赤痛, 唇喎, 腰痛, 少腹滿, 環臍痛, 足寒, 大便難, 黃疸, 溫疫, 腹中雷鳴, 嘔逆不食, 淋病, 虛勞浮腫, 寒濕脚氣痛, 産後出血不止, 月水不通, 乳癰, 腸疝痛, 子宮出血, 乳腺炎, 淋病, 腸炎에도 사용한다.

中極(任脈, 膀胱經의 募穴)

異名 : 氣原, 玉泉, 氣實, 氣魚.

穴名解說

이 혈은 안으로 胞宮, 精室에 응한다. 胞宮과 精室은 인체에서 지극히 안에 있는 곳인데, 집 안에서 안방의 깊숙한 곳과 같다. 인체에서 지극히 안에 있고 지극한 끝에 있으므로 中極이라고 한다.

穴位와 取穴

中極은 배꼽 아래 4寸 되는 부위로 환자를 눕혀 배꼽아래 4寸, 曲骨위 1寸 부위에서 取穴한다.

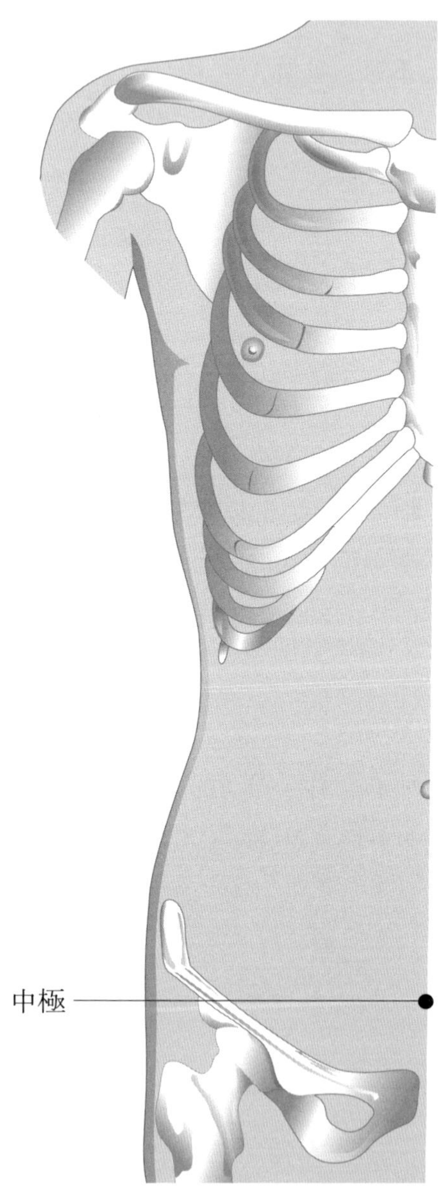
中極

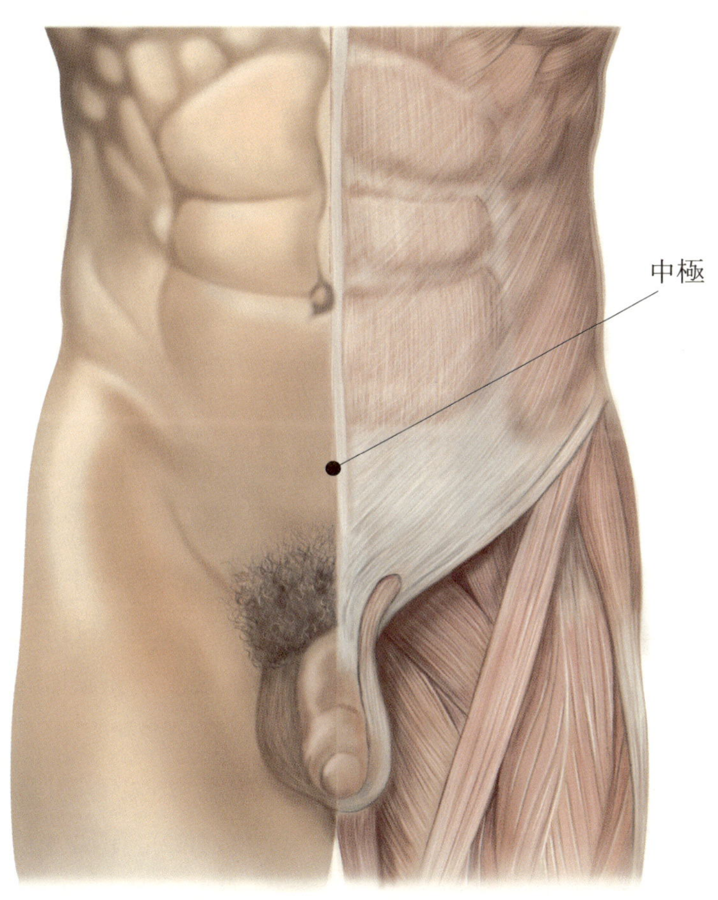
中極

鍼灸操作

- 刺鍼方向 : 배쪽에서 등쪽으로 直刺.
- 刺鍼깊이 : 5分~1寸 5分.
- 뜸 : 7~15壯.

鍼感

酸脹感이 대부분.

穴性

調血室, 溫精宮, 利膀胱, 理下焦. (有培元助氣化, 淸利濕熱作用)

主治와 應用

- 中極은 足三陰(脾, 肝, 腎)과 任脈의 交會穴이면서 膀胱經의 募穴로서 培元助氣化, 淸利濕熱 작용이 있어 婦科病 및 泌尿生殖系統 疾患 모두에 효과적이다. 또한 下元虛損의 病에도 효과적이다.
- 任脈과 脾肝腎의 陰脈이 만나는 곳으로 滋陰固本의 要穴로 사용된다. 腎虧로 인한 각종 疾病, 陽痿(鍼), 早洩(灸), 膀胱炎, 淋病, 尿道炎(泌尿器系統 病變), 月經不調, 小便不禁, 小便不通에 사용하며, 脫症으로 인한 救急, 重症 不整脈에도 사용한다.
- 赤白帶下를 치료하며(『玉龍歌』), 子宮筋腫, 崩漏血塊에도 효

과적이다.

- 三陰交를 배합하면 婦人의 胞衣不下를 치료하고, 肩井을 배합해도 婦人의 胞衣不下를 치료한다(『鍼灸大成』).
- 三陰交를 배합하면 小兒遺尿를 치료하고, 腎兪, 陰陵泉과 배합하면 小便滑數을 치료한다.
- 陰陵泉, 湧泉, 照海를 배합하면 尿閉를 치료한다.
- 腎兪, 關元, 三陰交를 배합하면 遺尿, 遺精, 陽萎, 月經不調를 치료한다.
- 이 穴은 月經閉止를 치료하는데 효과적인데, 腎兪, 合谷, 三陰交를 배합하면 月經斷絶을 치료한다(『鍼灸大成』).
- 遺尿, 急性淋病, 尿道炎, 多尿, 陽萎, 腎虧各病, 婦人子宮無力, 膀胱經의 坐骨神經痛, 血崩, 産後惡露不止, 胞衣不下, 陰癢, 陰痛, 失精, 疝瘕, 水腫, 臍下疝繞臍痛沖胞, 奔豚上搶心, 甚則不得息, 陽氣虛憊, 白濁, 尿頻數或不得尿, 腹熱痛, 尸厥, 飢不能食, 子門不端, 下元虛冷, 不妊, 腎炎, 淋病, 膀胱括約筋痲痺, 子宮內膜炎에도 사용한다.

注意

- 刺針 전, 환자에게 小便을 보도록 해야 한다. 膀胱이 傷하는 것을 막기 위함이다.
- 『外臺秘要』에 따르면 姙娠婦는 뜸을 뜨지 말라고 하였다(刺針도 금할 것).

氣海(任脈, 男子生氣之海)

異名 : 下肓, 脖胦, 丹田, 下氣海.

穴名解說

이 혈은 肺氣와 더불어 숨 쉴 때마다 관계되는데 복부에서 氣를 받아들이는 근본에 해당한다. 만약 氣海에서 끌어당기지 않으면 中氣가 배꼽 아래에까지 이르지 못한다. 남자가 복식 호흡을 할 때는 오로지 氣海가 그것을 위해 운동하는 것에 의하여 들이쉬고 내쉴 수 있는 것이다. 양생가들이 숨을 고를 때 끊임없이 움직임이 있는 것 같으면서 조금씩 내뱉는 것은 모두 이러한 뜻이다. 그러므로 양생가들은 이 혈을 대기가 돌아가는 곳으로 여기는데 모든 강물이 바다로 모이는 것과 같으므로 氣海라고 한다.

穴位와 取穴

배꼽 아래 1寸 5分되는 부위로 關元과 神闕의 중점에서 取穴한다.

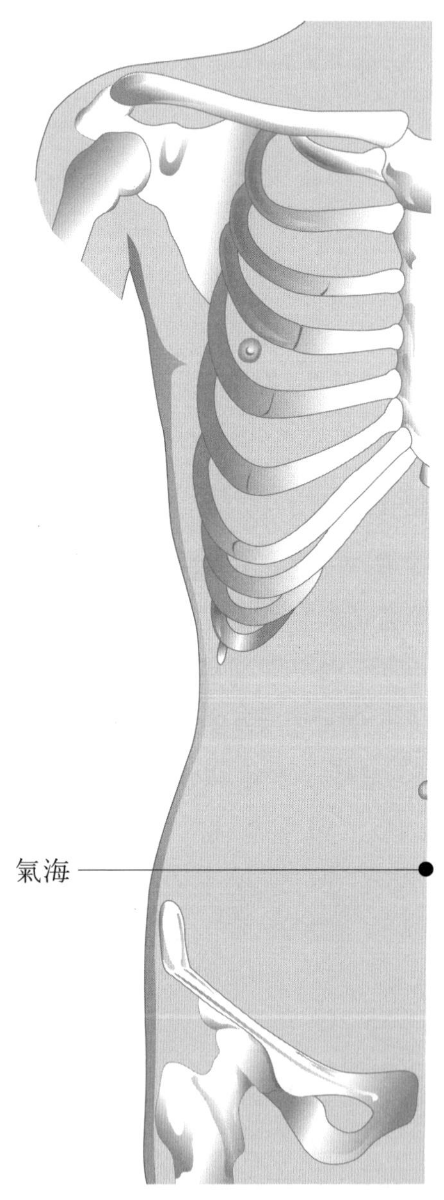
氣海

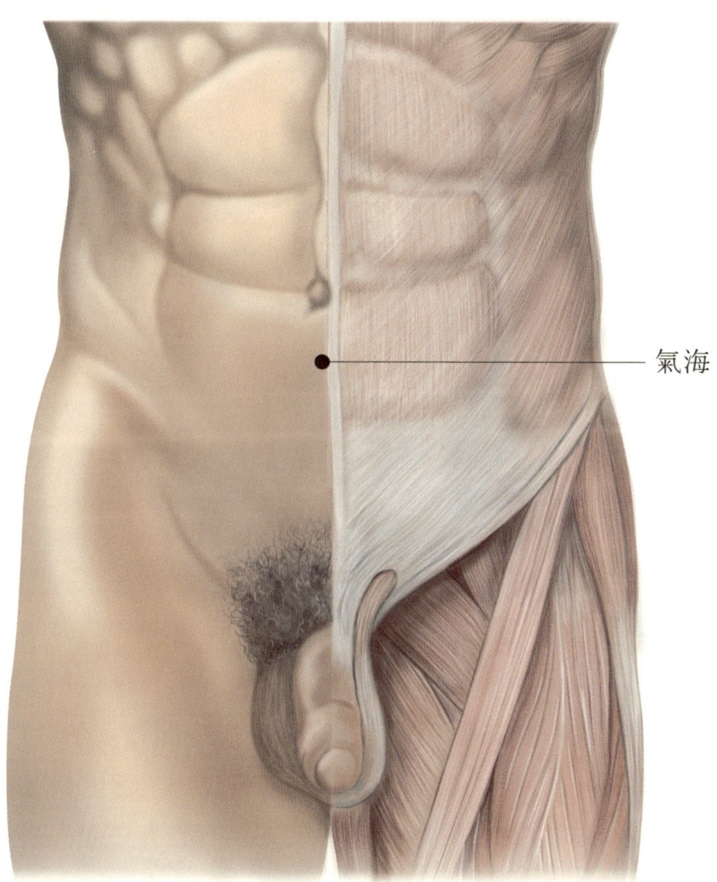
氣海

鍼灸操作

- 刺鍼方向 : 배쪽에서 등쪽으로 直刺.
- 刺鍼깊이 : 8分~1寸 2分.
- 뜸 : 5~14壯. 溫灸 20~30분 정도.

鍼感

脹感이 대부분. 任脈을 따라 아래 방향으로 外部生殖器까지, 혹은 위쪽으로 鍼感이 퍼지기도 한다.

穴性과 應用

調氣益元, 培腎補虛, 和營血, 理經帶, 溫下焦, 祛濕濁. (調補下焦氣機, 補腎虛, 益元氣, 振陽固精의 효능도 있다.)

主治

- 氣海라는 이름은 生元氣之海의 의미로, 調補下焦氣機, 補腎虛, 益元氣, 振陽固精의 효능이 있다. 諸般氣證을 다스리는데(『勝玉歌』) 膻中과 배합하여 氣喘을 치료하는 효과가 뛰어나고, 氣海는 배꼽 아래의 氣病에 특히 효과가 뛰어나다.
- 泌尿生殖系統病의 主要穴로, 關元, 腎兪, 足三里, 三陰交와 배합하여 응용한다.
- 五淋(血淋, 熱淋, 氣淋, 石淋, 濁淋)을 치료하는데 足三里(『席弘賦』) 혹은 血海(『靈光賦』)와 배합하여 응용한다.
- 水分과 배합하면 水腫을 치료하고(『席弘賦』) 腸炎腹瀉를 치료

할 수 있다.

- 三陰交와 배합하여 白濁(尿濁과 白帶를 포함), 遺精(『百證賦』)을 치료하는데 中極을 배합하면 白帶를 치료한다.
- 각종 氣症을 치료하는데(『勝玉歌』), 璇璣를 배합하여 欺天을 다스리고(『玉龍歌』), 厎羸短促을 치료한다(『百證賦』).
- 腎兪, 合谷, 復溜를 배합하여 盜汗을 치료한다.
- 陰交, 大敦을 배합하여 經痛을 치료한다.
- 天椎를 배합하면 眞下焦之陽, 調腸胃之氣의 효능이 있어 腹寒疝瘕, 奔豚脫陽, 失精陰縮, 厥逆脹滿, 症痛氣喘, 小便不利, 婦女轉胞, 崩帶月事不調 등의 증상을 치료하고, 虛癆羸瘦, 積寒痼冷을 다스리는 좋은 방법이 된다.
- 腎虧로 인한 각종 病, 月經不調, 白帶下의 要穴, 각종 氣病, 腰椎捻挫, 尾間炎, 腸炎腹瀉, 腸寒凝結, 疝氣, 瘕結, 脫腸, 失精, 陰縮, 厥逆, 脹滿, 氣喘, 婦人轉胞, 下肢腫脹, 崩中産後惡露不止, 傷寒繞臍症痛, 陰症卵縮, 脫陽, 四肢厥冷, 臟氣虛憊, 眞氣不足, 小兒遺尿, 大便不通, 肚痛, 心痛, 水腫, 卒中虛脫, 臍風, 癥瘕, 五臟腹中切痛, 小便赤澀, 小兒顖不合, 小腹疝, 臥善驚, 不姙, 遺精, 中暑에도 사용한다.

中脘(任脈, 八會穴, 胃之募穴, 回陽九針穴)

異名 : 太倉, 胃脘, 上紀, 中管, 胃募, 中胃, 胃中.

穴名解說

中脘은 이 혈이 대략 胃의 중간 부분에 해당함을 가리키고 또 직접 胃를 가리키는 말이기도 하므로 太倉이라고도 하며, 中脘이라고 한다.

穴位와 取穴

배꼽위로 4寸 되는 부위에 있다. 환자를 바로 눕혀 取穴한다.

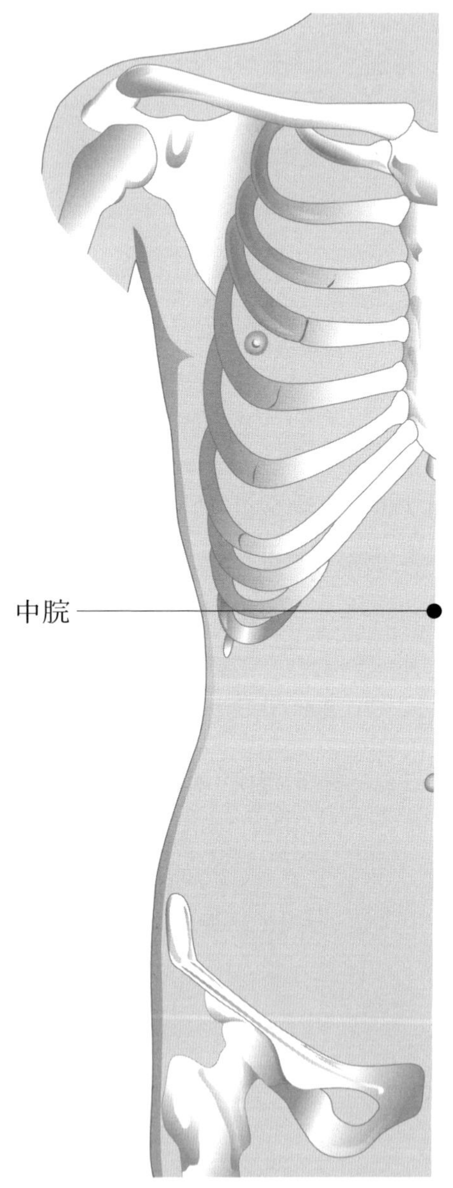
中脘

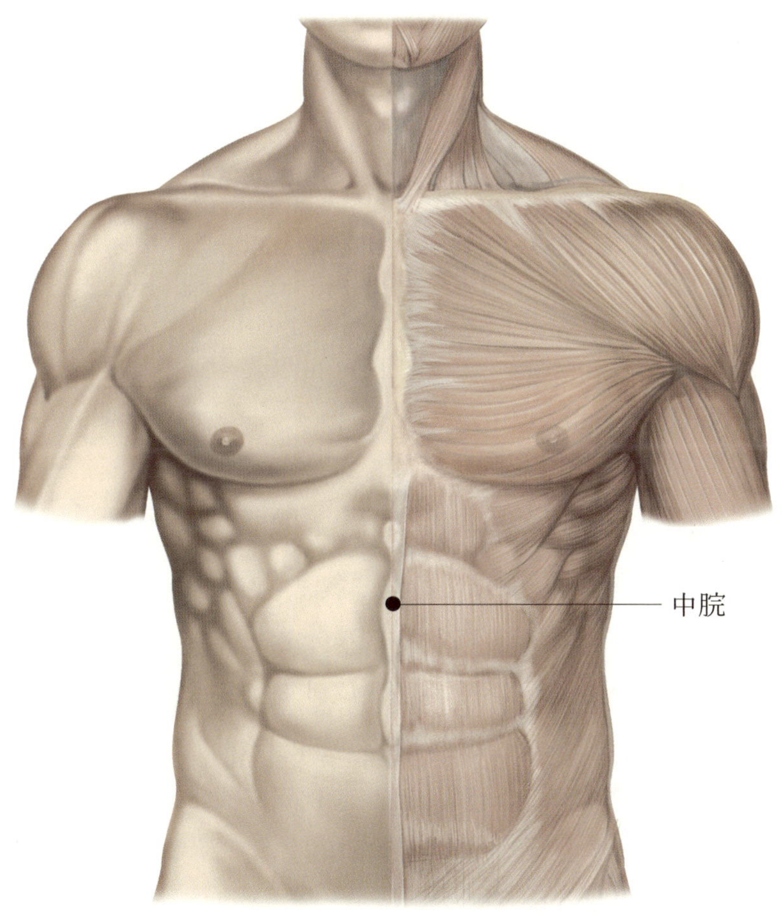
中脘

鍼灸操作

- 刺鍼方向 : 배쪽에서 등쪽으로 直刺.
- 刺鍼깊이 : 8分~2寸.
- 뜸 : 7~14壯. 溫灸 20~30분 정도.

鍼感

脹, 痲感이나 熱感이 흔히 나타난다. 任脈을 따라서 위에서 아래로 鍼感이 퍼지거나 아래에서 바깥쪽으로 느낌이 퍼진다.

穴性

和胃氣, 化濕滯, 理中焦, 調升降.

主治와 應用

- 中脘은 手太陽小腸經, 手少陽三焦經, 足陽明胃經과 任脈의 交會穴이면서 胃經의 募穴이고 八會穴의 하나로, 脾胃질환을 치료할 때 가장 많이 사용되는 穴位의 하나이다. 일반적으로 公孫, 內關, 足三里와 배합되어 쓰인다.
- 腑會로써 胃痙攣, 急性胃腸炎, 急性胃炎嘔吐, 慢性胃腸炎, 瘧疾, 妊娠嘔吐, 哮喘, 胃痛, 糖尿病, 霍亂, 胃下垂의 치료의 중요한 穴이다.
- 胃痛을 치료하는 特效穴인데(『肘後歌』) 內關, 梁丘를 배합하면 효과가 더욱 좋다.
- 痢疾을 치료하며(『百證賦』), 天樞, 足三里와 배합하여 사용한다.

- 完骨과 배합하여 黃疸을 치료하는데(『玉龍歌』), 膽兪와 배합하면 효과가 더욱 좋다.
- 癨亂(急性 胃腸炎 포함)을 치료하는 要穴인데(『雜病穴法歌』), 足三里, 天樞와 배합하면 急性 胃腸炎에 특효이고, 中脘 刺針 후 불부항을 하면 더욱 효과가 좋다. 위의 배합으로 慢性腸炎, 胃炎을 치료하는 데 특효이다.
- 內關과 배합하여 呃逆을, 足三里와 배합하여 氣脹, 糞門痙攣을 치료할 수 있다.
- 上脘과 배합하여 九種心痛을 치료하고(『玉龍歌』), 內關, 公孫과 배합하면 胃痛치료에 특효이다.
- 陽池, 上脘과 배합하여 뜸뜨면 妊娠嘔吐를 치료한다.
- 足三里와 배합하면 消痰작용이 있고, 肺兪, 膈兪와 배합하여 喀血을 치료한다.
- 神闕, 氣海와 함께 뜸으로 中寒을 치료한다.
- 梁丘, 足三里, 公孫, 內關과 배합하여 胃下垂를 치료한다.
- 天樞, 陷谷과 배합하여 胃腹脹滿을 치료한다.
- 陽池, 脾兪, 三焦兪와 배합하여 糖尿病에 사용한다.
- 陽明頭痛(前頭痛), 水臌, 뜸으로 癲癎 치료, 憂鬱症, 腹痛, 腹脹, 腹滿, 腹鳴, 鼻間焦臭, 大便難, 溺赤黃, 溢飮脇下堅痛, 翻胃, 呑酸, 食不化, 食無味, 痢疾, 癨亂, 尸厥, 急慢驚風, 氣積, 心痛, 身熱, 難以俯仰, 身腫, 食噎, 小兒脾癎, 虛勞吐血, 癲狂, 黃疸, 奔豚, 伏梁心下狀如覆杯, 産後血暈에도 사용한다.

◎ 注意

- 백선을 투과해서 刺針하지 않는다. 복강으로 나아갔을 때에는 복강 내의 장기를 손상하지 않도록 주의한다.

膻中(任脈, 八會穴, 心包經의 募穴)

異名 : 元兒, 元見, 上氣海, 胸堂, 炎元.

穴名解說

『靈樞·脹論』에서 "膻中은 군주의 궁성이다." 라고 했는데 대개 心包膜 부위를 가리켜 말한 것이다. 이 혈의 내부 모습은 바로 心包의 外腔에 응하므로 膻中이라고 한다.

穴位와 取穴

양 가슴 사이에 있으며, 양쪽 유두를 연결한 선의 중앙에서 取穴한다.

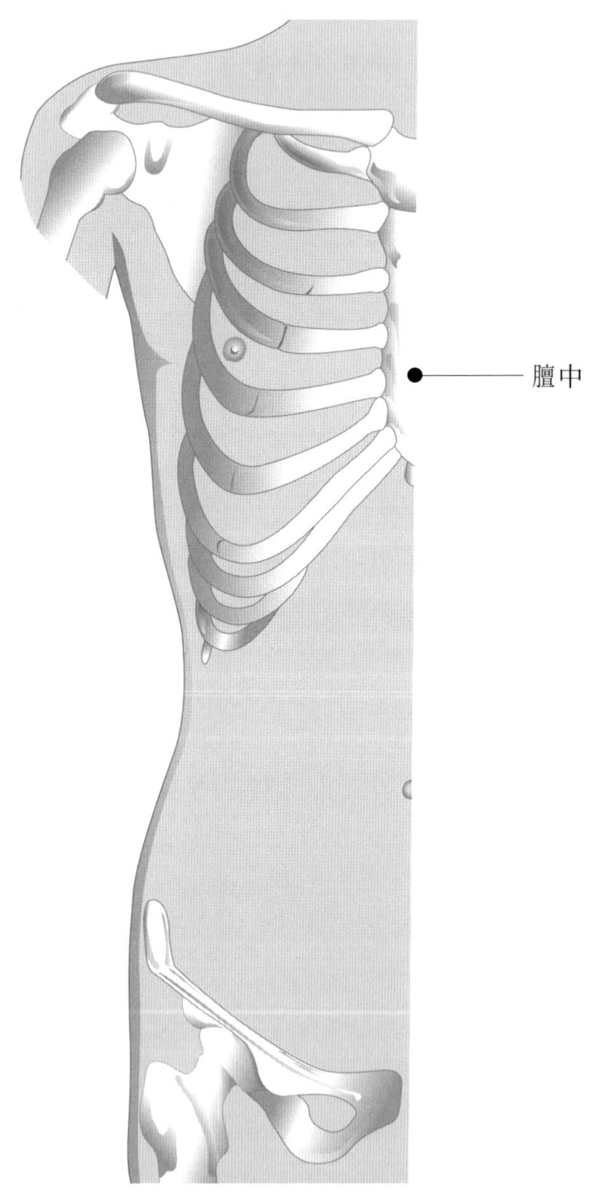
膻中

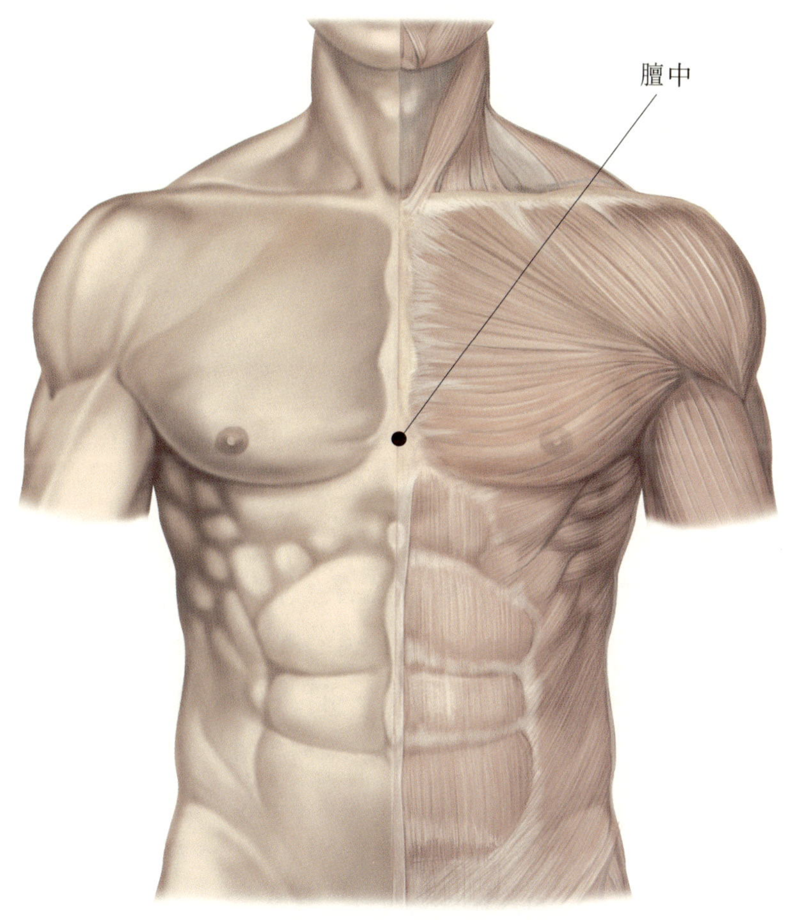
膻中

鍼灸操作

- 刺鍼方向 : 위쪽으로 피부를 따라 斜刺.
- 刺鍼깊이 : 3~5分.
- 뜸 : 5~9壯. 溫灸 3~5분 정도.

鍼感

국소의 脹感이 대부분.

穴性

調氣降逆, 淸肺化痰, 寬胸利膈.

主治와 應用

- 膻中은 足太陰脾經, 足少陰腎經, 手太陽小腸經, 手少陽三焦經 및 任脈의 交會穴이고, 八會穴의 氣會이다.
- "五臟之氣, 不知在何處, 可取膻中, 大陵"이라 하여 氣病의 경우 어떤 臟腑에 속하는지 알 수 없을 때 이 穴을 취할 수 있기 때문에 각종 氣病을 치료하는 氣病의 要穴이다.
- 이 穴은 喘嗽의 特效穴로(『玉龍歌』, 『醫宗金鑑』), 天突 혹은 肺兪, 尺澤과 배합하여 응용된다.
- 乳根, 少澤과 배합하여 産後乳汁不足을 치료한다.
- 모든 氣病(氣逆, 氣滯, 氣鬱 모두에 효과), 胸悶, 呃逆, 神經衰弱, 氣喘(氣會 膻中), 氣厥, 呃逆, 乳汁不足, 急性乳腺炎, 哮喘短氣, 咳嗽吐血唾血, 噎膈, 胸痛, 癭氣, 肺癰, 嘔吐涎沫,

尸厥, 卒痛煩心, 心中懊膿, 心中悸而悲恐, 癨亂轉筋에도 사용한다.

承漿(任脈, 十三鬼穴)

異名 : 天池, 懸漿, 鬼市, 重漿.

◎ 穴名解說

承漿은 입 안에서 漿液을 이어받는 것을 가리켜 말하는 것이다. 사람의 입 속의 漿液을 양생가들은 瓊漿玉液이라고 부르는데 혀 밑에서부터 스며 나와 天池에 모였다가 혀끝을 지나 위를 향해 훑아 보내진다. 上顎膛으로부터 후 하방으로 날라져 흘러 내려가다가 인후로 들어가고, 내려가서 廉泉 근처에 가까이 이르러 舌咽이 떠밀어서 삼켜져 내려가는데, 이 혈은 안으로 혀 아래와 통하고 바로 입 안의 天池에 응한다. 가까이 있는 天池가 진액을 저장하는 곳이므로 承漿이라고 한다.

◎ 穴位와 取穴

아랫입술의 패인 곳으로 입을 벌리고 입술 아래 움푹한 곳에서 取穴한다.

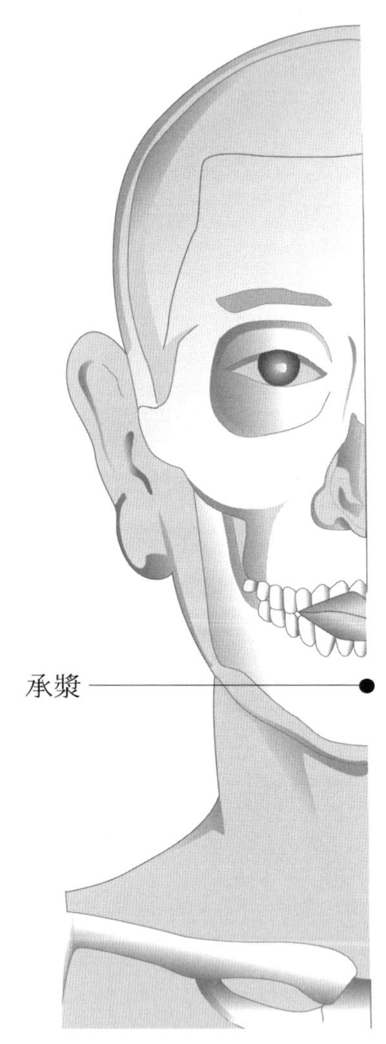
承漿

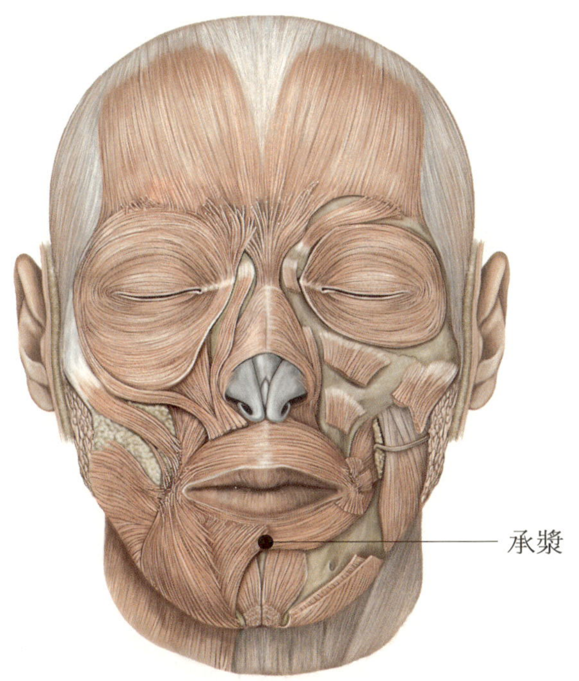
承漿

鍼灸操作

- 刺鍼方向 : 앞 아래쪽에서 뒤 위쪽으로 斜刺.
- 刺鍼깊이 : 2~3分.
- 뜸 : 2~5壯. 溫灸 5~20분 정도.

鍼感

국소의 酸脹感 위주.

穴性

調陰陽氣機乘逆, 疏口齒面目風邪.

主治와 應用

- 承漿은 任脈, 督脈, 手陽明大腸經과 足陽明胃經이 만나는 穴로 비교적 강한 鎭痛 및 鎭靜작용이 있고 神經精神疾患에 사용되는 要穴이다.
- 이 穴은 項强痛의 치료의 要穴로(『玉龍歌』, 『勝玉歌』, 『通玄之要歌』), 風府와 배합하면 더욱 효과가 좋다.
- 牙痛, 牙疳을 치료할 수 있다(玉龍歌, 百證賦, 醫宗金鑑).
- 男子疝氣, 女子癥瘕 및 糖尿病에도 효과가 뛰어나다.
- 人中과 배합하여 胸部, 頸部, 腹部 및 婦科의 각종 수술 시 침술마취에 이용된다.
- 肺兪, 膈兪와 배합하여 癲狂을 치료한다.
- 頸項强直, 落枕, 閉經(上竅를 열어 下竅를 여는 이치. 또 任脈은

陰部와 通함), 齒痛, 溺赤, 生理痛, 口腔潰瘍, 口眼喎斜, 牙痛齦腫, 面浮, 暴瘖, 消渴, 偏風半身不遂, 口齒疳蝕生瘡에도 사용한다.

大椎(督脈, 手足三陽脈督脈之會, 諸陽之會)

異名 : 百勞.

穴名解說

大는 크다는 것이고, 椎는 척추이며, 제7 頸椎는 椎體 가운데에서 가장 크고, 이 혈은 그 아래에 있으므로 大椎라고 한다.

穴位와 取穴

제7경추와 제1흉추 가지돌기 사이, 머리를 숙였을 때 목 뒤로 가장 높이 올라오고 고개를 좌우로 돌렸을 때 같이 돌아가는 뼈의 아래쪽이 大椎穴이다. 대략 어깨와 같은 높이에서 取穴한다.

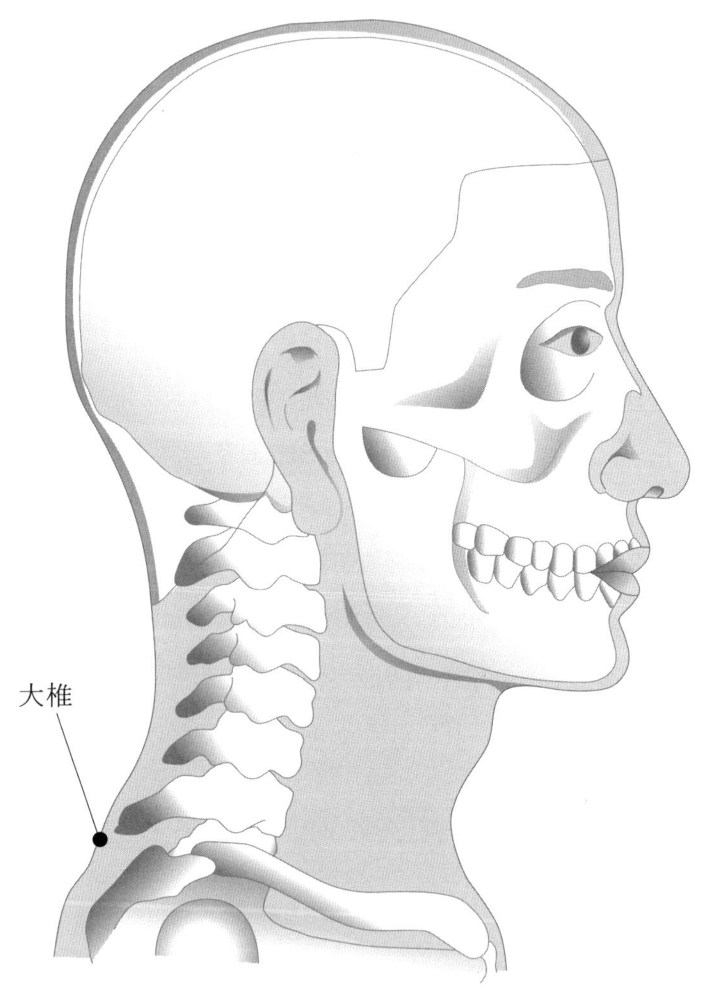
大椎

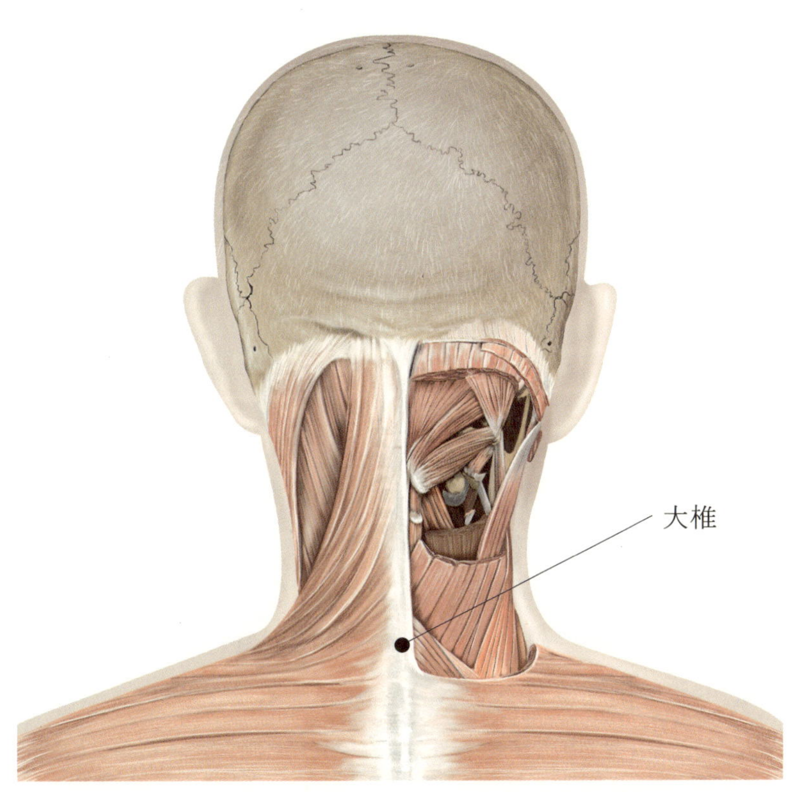
大椎

鍼灸操作

- 刺鍼方向 : 등쪽에서 약간 위쪽으로 斜刺.
- 刺鍼깊이 : 5分.
- 뜸 : 3~15壯. 溫灸 15~30분 정도.

鍼感

국소의 酸脹感 혹은 서늘한 느낌이 아래, 위 및 양 어깨로 퍼지기도 한다.

穴性

疏三陽表邪, 通一身陽氣, 淸心定神, 肅肺調氣.

主治와 應用

- 大椎는 手足三陽經과 督脈이 만나는 穴로 疎風散寒, 解表通陽, 理氣降逆, 鎭靜安神, 健腦작용이 있어 外感諸症에 모두 효과가 있으므로 感冒, 肺炎 등을 치료하고, 소염작용이 매우 강하여 扁桃腺炎의 치료효과가 크다.
- 모든 熱病(예, 扁桃腺炎), 外感證, 四肢逆冷, 溫陽작용(각종 陽虛病), 배꼽 주위통증, 여드름에 사용한다.
- 이 穴은 또한 瘧疾을 치료하는 要穴로, 間使를 배합하여 쓰고(『醫宗金鑑』), 內關, 陶道 혹 後谿 등을 배합하면 효과가 더욱 좋다.
- 脾兪, 足三里, 三陰交를 배합하면 血液病을 치료하고 足三

里, 曲池를 배합하면 白血球減少症을 치료한다.

- 기생충에 대해서도 효과가 있어서 曲池, 三陰交를 배합하여 絲蟲病을 치료한다.
- 豊隆과 배합하여 氣喘을 치료한다.
- 曲池, 外關, 合谷, 風池와 배합하여 感冒, 發熱頭痛을 치료한다.
- 高血壓에 點子出血하면 효과가 있다.
- 小兒暑厥背反張(痙厥)과 神昏不語. 四肢逆冷에 大椎에 刺針하고 關元, 命門에 뜸을 뜨면 효과적이다.
- 各種高熱, 寄生蟲, 尿毒, 多發性癤腫, 麥粒腫, 頸椎病, 陽虛惡寒, 不眠症, 痘疹難出, 白血球 升降, 傷寒熱甚煩嘔, 寒熱, 咳嗽, 肺脹脇痛, 項强, 背膊拘急, 喉痺, 大氣滿喘, 僵仆不能久立, 五勞七傷, 風勞食氣, 虛汗, 骨蒸勞熱, 間歇熱, 肺結核, 癲癎, 氣管支炎, 肺氣腫, 小兒暑厥背反張而神昏不語四肢厥冷, 小兒急慢驚風도 사용한다.

百會(督脈)

異名：三陽五會, 巓上, 天滿, 泥丸宮, 天滿, 維會, 鬼門, 天山, 涅丸宮.

穴名解說

百은 모든 脈과 뼈를 의미하고, 會는 아침에 모이는 것이다. 一身에 있어서 가장 높으며 모든 脈,과 뼈가 우러러 조회하는 것이 마치 하늘의 北辰北極과 같아 百會라고 한다.

穴位와 取穴

前髮際에서 後髮際까지를 12寸으로 나누고, 앞쪽에서 5寸, 뒤쪽에서 7寸 떨어진 곳으로, 양쪽 귀의 꼭대기를 이은 선에서 실상봉합이 교차하는 곳의 오목한 곳에서 取穴한다.

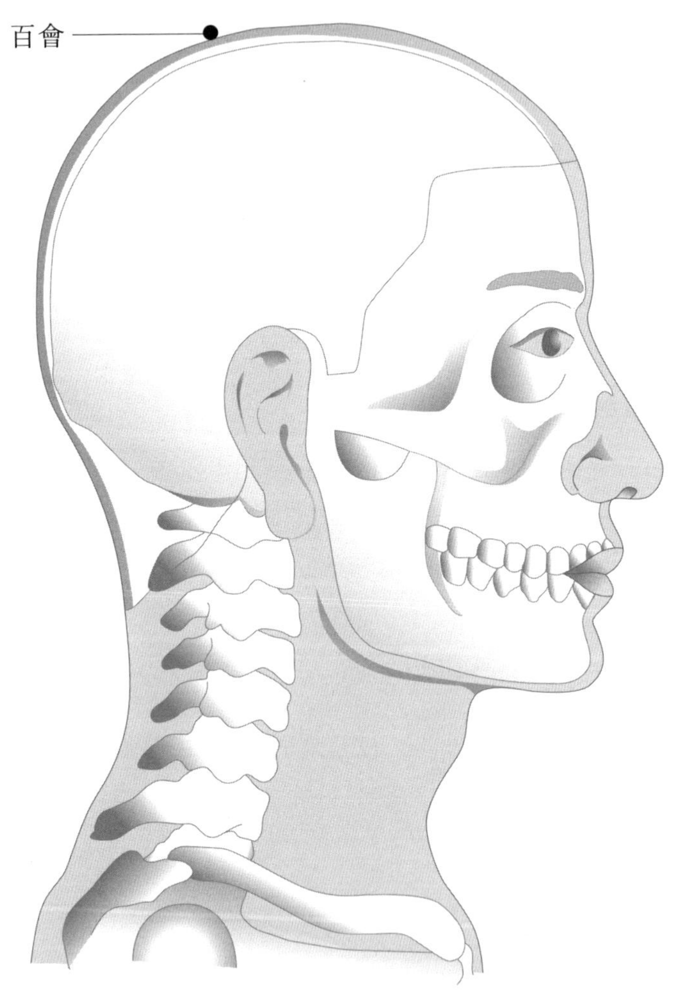
百會

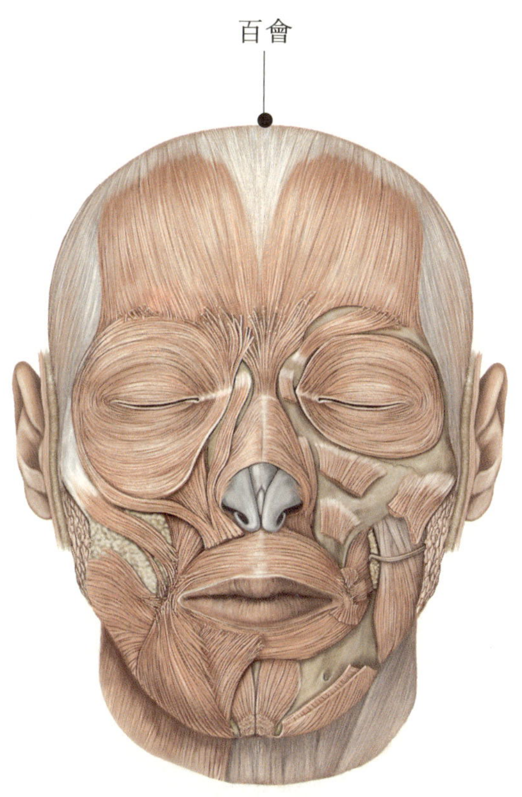
百會

鍼灸操作

- 刺鍼方向 : 橫刺, 앞에서 뒤쪽으로 沿皮刺.
- 刺鍼깊이 : 3分.
- 뜸 : 5~7壯. 溫灸 5~20분 정도.

鍼感

국소의 鍼, 脹感이 대부분. 기타 痲, 脹感도 있다. 患肢까지 鍼感이 뻗치기도 한다.

穴性

熄肝風, 潛肝陽, 淸神志, 蘇厥逆,擧陽氣下陷, 泄陽經燔熱.

主治와 應用

- 百會는 手足三陽經과 督脈의 交會穴로 淸熱開竅, 健腦寧神, 回陽固脫, 平肝熄風 작용이 있다.
- 長强을 배합하여 痢疾을 치료한다(『靈光賦』).
- 頂門(顖會)를 배합하여 卒暴中風을 치료하고(『玉龍歌』), 이 穴을 點子出血하면 더욱 효과가 좋다. 腦溢血을 치료하는 特效穴이다.
- 百會에 뜸을 뜨면 小兒脫肛을 치료할 수 있고(『醫宗金鑑』, 『百證賦』), 鳩尾를 배합하거나(『席弘賦』) 長强, 承山을 배합하면 효과가 매우 뛰어나다. 中脘(뜸)과 曲泉(침)을 배합하여 子宮下垂를 다스린다.

- 照海, 太衝, 三陰交와 배합하여 咽喉病을 치료한다(『席弘賦』).
- 風池, 太陽, 睛明, 合谷과 배합하여 眼病을 다스린다.
- 風池, 迎香, 合谷과 배합하여 鼻病을 치료하고, 通天, 上星, 風門과 배합하여(뜸) 流滯不禁을 다스린다.
- 腎兪(뜸)을 배합하여 耳鳴을 치료한다.
- 頭痛暈眩을 치료하는 효과가 뛰어나고(『勝玉歌』) 風池, 大椎, 曲池, 太陽을 배합하여 高熱頭痛을 다스린다. 上星(뜸)을 배합하면 眩暈怕冷, 常欲著帽를 치료한다.
- 尸厥을 치료하며(『雜病穴法歌』), 人中, 內關과 배합하여 Shock을 치료한다.
- 鎮靜작용이 매우 강하여 癲癎, 小兒受驚(『醫宗金鑑』) 및 精神病, 神經衰弱에도 효과가 뛰어나고 脾兪(뜸)을 배합하면 遺尿를 다스린다.
- 肩髃, 曲池, 合谷, 環跳, 風市, 足三里, 絶骨과 배합하여 半身不遂를 치료한다.
- 百會에 뜸을 뜨는 것만으로 血壓亢高를 억제하고, 手三里(뜸)과 배합하여 腦貧血을 다스린다.
- 風府, 大椎, 十井과 함께 點子出血하여 腦膜炎을 치료한다.
- 外感高熱, 腦充血·高血壓(三稜鍼으로 瀉血), 腦虛血(灸), 內臟下垂·脫肛·子宮下垂(灸), 遺尿, 鼻炎, 鼻塞, 中風半身不隨, 足根痛, 足底痛(上下對應의 원리), 메니에르 증후군, 不眠, 腎下垂, 癲癎, 鼻衄, 嗅覺失常(鼻塞·不聞香臭), 腰椎捻挫, 驚悸, 健忘, 癲狂, 目眩, 耳鳴, 耳聾, 目不能視, 巔頂痛, 脫肛,

陰挺, 痓, 言語乾澁, 口噤不開, 偏風, 心煩悶, 食無味, 痔疾, 神經性頭痛에도 사용한다.

水溝(督脈, 十三鬼穴)

異名 : 人中, 鬼宮, 鬼客廳, 鬼市.

穴名解說

이 혈은 입 코의 사이 한가운데에 있다. 양생가들은 입을 다물어 혀를 감추고, 혈로 입천장을 핥아서 입속의 진액을 아래로 내려 보내어 목구멍을 적시고, 그 진액은 장부로 스며들어간다. 이 혈은 바로 입속의 진액이 삼켜져 위를 향하여 올라가는 길에 해당하므로 水溝라고 한다.

穴位와 取穴

윗입술의 패인 곳에서 위로 3분의 1 되는 부위로, 바로 앉아서 비중격의 바로 아래, 입술고랑의 가운데에서 손으로 눌러보아 치아뿌리 근처에서 取穴한다.

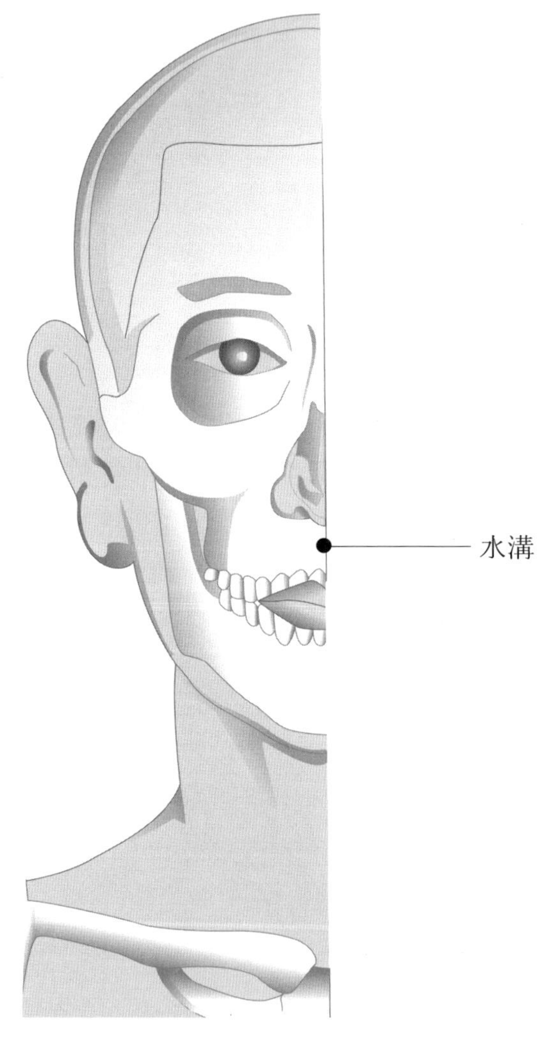
水溝

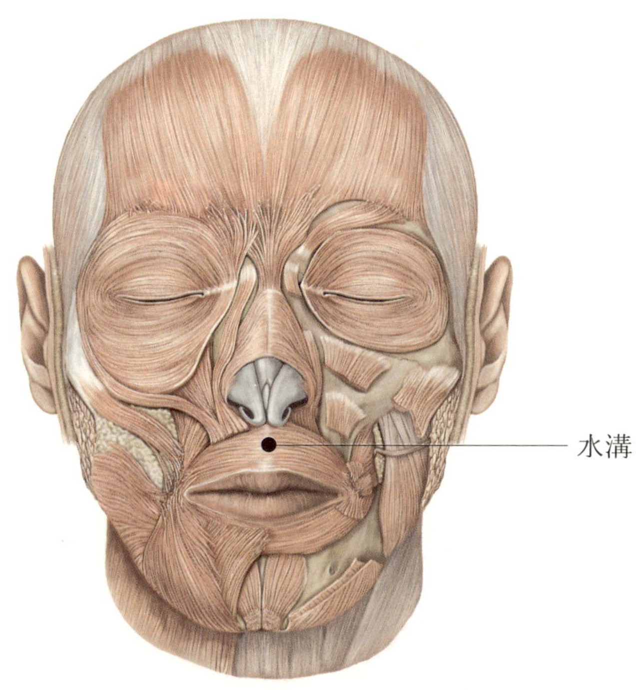
水溝

鍼灸操作

- 刺鍼方向 : 아래에서 위쪽으로 斜刺.
- 刺鍼깊이 : 2~3分.
- 뜸 : 3壯. 溫灸 5~15分.

鍼感

穴性

蘇厥逆, 淸神志, 祛風邪, 消內熱, 能調陰陽逆氣.

主治와 應用

- 水溝는 淸熱開竅, 鎭靜寧神, 回陽救逆의 작용을 가지고 있어 救急의 要穴이다. 人事不省의 경우 이 穴을 刺針하면 起死回生하는 효능이 있다. 暈鍼에도 사용한다.
- 面腫虛浮를 치료하는 特效穴이다(『醫宗金鑑』). 前頂과 배합하거나(『百證賦』), 水分과 배합하여 利尿작용을 한다.
- 脊痛(腰椎痛)에 崑崙과 배합하여 사용한다. 腰椎捻挫 및 腰脊强痛 치료의 特效穴이고(『玉龍歌』, 『勝玉歌』), 委中과 배합하면 효과가 가장 좋으며, 後谿와 배합해도 뚜렷한 효과를 보인다.
- 臉面浮腫, 口臭(大陵과 배합), 頸腰椎 椎間板脫出症, 便秘, 鎭定(癲狂, 急驚風)에 사용한다.
- 少商, 湧泉과 배합하여 小兒驚風을 치료할 수 있다(『雜病穴法歌』).

- 間使(『靈光賦』)와 배합하여 癲邪癲癎을 치료한다(『席弘賦』).
- 風府, 肺兪와 배합하여 脊强直을 치료한다.
- 口氣(口臭) 치료의 要穴이고, 大陵을 배합하여 응용한다(『玉龍賦』).
- 內關, 湧泉, 足三里와 배합하여 中毒性 Shock을 치료한다.
- 合谷을 배합하여 임산부의 Shock을 치료한다.
- 會陰, 中衝과 배합하여 溺水窒息을 치료한다.
- 合谷, 十宣을 배합하여 히스테리, 中暑를 치료하는데 委中, 湧泉을 배합하여도 中暑를 치료한다.
- 承漿과 배합하면 頭, 頸, 胸腹의 다양한 수술 시의 침술마취에 이용된다.
- 顔面浮腫(風水), 習慣性便秘, 中風口噤, 口眼喎斜, 面腫唇動, 驚風, 癲狂癎, 目風癢赤痛, 鼻衄不得息, 不知香臭, 心腹絞痛, 脹滿, 氣沖心胸, 厥逆, 水腫, 黃疸, 寒熱頭痛, 腦溢血, 精神分裂症, 口眼部諸肌痙攣에도 사용한다.

저자 이선구

• 상지대학교 한의과대학 졸업
• 경희대학교 대학원졸업(한의학박사)
• 상지대학교 한의과대학 교수

저자 김성균

• 경희대학교 졸업
• 현재 정성과 건강 한의원 원장

양유걸 상용 수혈의 주치와 응용

1판 1쇄 펴냄 · 2014년 3월 25일

지은이 · 이선구, 김성균
펴낸이 · 권오현
펴낸곳 · 대성의학사

출판등록 2009년 6월 22일(제301-2013-095호)
서울특별시 중구 을지로 126-1 (을지로3가, 3층)
전화 02)2279-3444 / 팩스 02)2285-0108
Homepage www.medibook.co.kr

값 20,000원

ISBN 978-89-97436-17-0(93510)